Claudia Hammann

Bei Stimme bleiben

Ein Ratgeber für Lehrer und Berufssprecher

RATGEBER

für Angehörige, Betroffene und Fachleute

herausgegeben von
Dr. Claudia Iven

Claudia Hammann

Bei Stimme bleiben

Ein Ratgeber für Lehrer und Berufssprecher

Das Gesundheitsforum

Schulz-Kirchner Verlag

Bibliografische Information der Deutschen Nationalbibliothek
Die Deutsche Nationalbibliothek verzeichnet diese Publikation in der Deutschen Nationalbibliografie; detaillierte bibliografische Daten sind im Internet über http://dnb.d-nb.de abrufbar.

Die Informationen in diesem Ratgeber sind von der Verfasserin und dem Verlag sorgfältig erwogen und geprüft, dennoch kann eine Garantie nicht übernommen werden. Eine Haftung der Verfasserin bzw. des Verlages und seiner Beauftragten für Personen-, Sach- und Vermögensschäden ist ausgeschlossen.

1. Auflage 2011
ISBN 978-3-8248-0879-3

Mollweg 2, D-65510 Idstein
Vertretungsberechtigter Geschäftsführer: Dr. Ullrich Schulz-Kirchner
Titelabbildung: ©Gabriella88 - Fotolia.com
Illustrationen im Innenteil: Hans-Peter Wiegard
Lektorat: Doris Zimmermann
Fachlektorat: Dr. Claudia Iven
Umschlagentwurf und Layout: Petra Jeck
Druck und Bindung:
wd print + medien GmbH, Elsa-Brandström-Str. 18, 33578 Wetzlar
Printed in Germany

Auch als E-Book und App (z. B. für iPhone und iPad) erhältlich unter der ISBN 978-3-8248-0906-6

Inhaltsverzeichnis

Hinweis:
Hördatei-Downloads einzelner Übungen können Sie unter folgender Adresse herunterladen: http://www.schulz-kirchner.de/logopaedie/downloadsl.htm

Vorwort zur Reihe

Die „Ratgeber für Angehörige, Betroffene und Fachleute" vermitteln kurz und prägnant grundlegende Kenntnisse (auf wissenschaftlicher Basis) und Hilfestellungen zu ausgewählten Themen aus den Bereichen Sprachtherapie, Ergotherapie und Medizin. Die Autor(inn)en der Reihe sind ausgewiesene Fachleute, die seit vielen Jahren in der Therapie, in der Beratung und in der Aus- und Weiterbildung tätig sind.

Unsere Stimme ist etwas, über das wir uns normalerweise nur dann Gedanken machen, wenn sie nicht gut funktioniert: Ansonsten scheint sie uns selbstverständlich und jederzeit zur Verfügung zu stehen. Die Autorin dieses Ratgebers zeigt eindrucksvoll auf, dass das so selbstverständlich nicht ist: Die Stimme ist vergleichbar mit einem Marathonläufer, der sich vorbereiten und trainieren lässt, um den größtmöglichen Erfolg zu erzielen.

Mit einer Einführung in die normalen Stimmfunktionen wird die Bedeutung der Stimme im kommunikativen und beruflichen Alltag erläutert: Vor allem Angehörige von Berufen mit hoher Sprechbelastung werden hier wertvolle Hinweise finden. Das betrifft bei Weitem nicht nur die „üblichen Verdächtigen" wie Schauspieler oder Fernseh-/Rundfunksprecher, sondern auch Lehrer, Erzieher, Anwälte, Pastoren, Callcenter-Mitarbeiter, Psychotherapeuten, Sprachtherapeuten und viele andere, hoch kommunikative Berufe. Der Ratgeber gibt Hinweise auf die spezifischen beruflichen Belastungen und erklärt, bei welchen Symptomen man zur Selbsthilfe schreiten kann und welche behandlungsbedürftig sind, d. h. medizinischen und stimmtherapeutischen Sachverstand erfordern.

Ein Schwerpunkt des Ratgebers liegt auf der Vorstellung von Übungen zur Pflege und Erhaltung gesunder Stimmfunktionen und zur Vorbeugung von Stimmproblemen. Diese alltagsnahen, im Beruf umsetzbaren Vorschläge werden von Wahrnehmungs- und Selbsterfahrungsübungen ergänzt, die als Hördatei-Download zur Verfügung stehen. Die Leserinnen und Leser können mit diesen Übungen die Bandbreite und Ausdrucksvielfalt des Kommunikationsmittels Stimme besser kennen lernen und ihren beruflichen Alltag um stimm-schützende Maßnahmen erweitern.

Dr. Claudia Iven
Herausgeberin

Einführung

Der Alltag hält uns gefangen. Ansprüche werden gestellt. Erwartungen müssen erfüllt werden. Fremd- oder eigengesteuert streben wir einem Ziel entgegen und fordern uneingeschränkten Einsatz von uns und anderen. Termine müssen eingehalten werden, Deadlines dürfen nicht verstreichen, Arbeitspläne müssen erfüllt werden. Hinter jeder erledigten Arbeit, hinter jedem erklommenen Berg wartet schon die nächste Aufgabe, das nächste Hinaufklettern. Wer könnte in diesem unerbittlichen Klammergriff schon auf Kleinigkeiten wie persönliche Bedürfnisse nach Ruhe oder Erholungsphasen Rücksicht nehmen? Wer hat schon die Zeit, ausreichend oft und intensiv in sich hinein zu horchen, um zu ergründen, wie lange unsere „Maschine", unser „Motor" und das mitgelieferte „Equipment" diese Dauerleistung noch erbringen können? Wer denkt daran, regelmäßig „aufzutanken"? So kann es geschehen, dass sich unser Körper zur Wehr setzt, Signale sendet, die oft genug ungehört verstreichen. Ein kurzer Schnupfen, ein kleiner Husten – das wird so schlimm nicht sein. Das bekommt jeder einmal. Der Husten bleibt mit der Zeit immer länger – merkwürdig. Aber mit den richtigen Medikamenten bekommt man auch das wieder in den Griff. Der Husten ist überwunden, aber die Stimme ist belegt, nun ja, erst die Erkältung und dazu das viele Sprechen, da dauert es eben etwas länger, bis der Hals sich so richtig erholt. Ein paar Bonbons werden schon Erleichterung bringen. So war es ja immer. Aber die belegte Stimme lässt sich dieses Mal nicht bestechen. Sie bekommt Gesellschaft von einem hartnäckigen Räuspern. Das Sprechen wird immer wieder unterbrochen. Das stört dann doch. Der erste Arzt wird konsultiert, empfiehlt andere Bonbons und dazu noch Inhalationen und vielleicht etwas Ruhe. Inhalieren ist kein Problem, die Ruhe muss warten – bald ist ja sowieso Wochenende. Das Inhalieren tritt nach einigen Tagen in den Hintergrund, die Ruhe auch. Das Räuspern wird etwas weniger, lässt sich aber nicht ganz vertreiben. Die nächste Erkältung lässt nicht lange auf sich warten und mit ihr wird auch das Räuspern wieder stärker. Immer häufiger schleicht es sich in das Sprechen ein, macht die Stimme heiser. Und dann kommt der Tag, an dem die Stimme ihren Dienst quittiert, sich nicht mehr an den Terminplan hält, Anforderungen nicht mehr erfüllt und ihrem Besitzer sehr nachhaltig in Erinnerung ruft, dass es Zeit ist, sich auf das Wesentliche im Leben zu konzentrieren – die eigene Gesundheit, das persönliche Wohlbefinden und die grundsätzliche Lebensstimmung, die die Basis sind für eine gesunde, leistungsfähige und angemessen einsetzbare Stimme.

So oder so ähnlich ergeht es unzähligen Menschen immer wieder. Wir nehmen unsere Stimme als etwas naturgegeben Präsentes, etwas, das immer funktionieren muss, etwas, das einfach da zu sein hat, ohne Bedingungen zu stellen, ohne Ausnahme.

Dabei vergessen wir, dass unsere Stimme das Ergebnis einer Vielzahl unterschiedlicher Faktoren ist, von denen nur einer „aus der Reihe tanzen muss", um unser wichtigstes Ausdrucksmittel scheitern zu lassen.

Wir müssen unsere Stimme und alle an ihr beteiligten Komponenten sehr bewusst schützen, pflegen und wertschätzen, damit sie uns dauerhaft und in befriedigender Qualität zur Verfügung stehen.

Viele Menschen sind in ihrem Beruf auf ihre Stimme angewiesen. Nicht nur für Sänger oder Schauspieler stellt die Stimme ein „Berufswerkzeug" dar. Anwälte, Pastoren, Verkäufer, Callcenter-Mitarbeiter, Ärzte, in besonderer Weise Lehrer und Kindergärtner sind stimmlich hoch belastet und ohne ihre Stimme berufsunfähig.

Aber nicht nur aus beruflicher Sicht, sondern auch im Alltag sind wir alle auf unsere Stimme angewiesen. Wie arm wäre unser Leben ohne die Kommunikation mit unserer Umwelt, mit Nachbarn, Freunden und Familie. Wie traurig, wenn Kontakte abgebrochen, Vereine verlassen, Verabredungen abgesagt werden, weil normale Unterhaltungen nicht mehr möglich sind, weil die Stimme versagt.

Dieser Ratgeber soll Ihnen helfen, dies zu vermeiden, soll Sie einführen in die Arbeit Ihrer Stimme, in ihre Belastungen, ihre Pflege und ein mögliches Training zur dauerhaften Gesunderhaltung bieten. Er soll Ihnen aber auch Hinweise darauf geben, wann es Zeit ist, einen Fachmann aufzusuchen oder eine angeleitete Therapie zu beginnen.

Vor allem aber soll er Ihnen Ihre Stimme als ein wunderbares Mittel näher bringen, das Ihre Wünsche, Ihre Bedürfnisse, Ihre ganze Persönlichkeit auf „einmalig stimmige" Weise sehr individuell zum Ausdruck bringen und Sie Ihrer Umwelt mitteilen kann.

Die Nennung der grammatisch männlichen Form geschieht aus stilistischen Gründen und beinhaltet jeweils auch die weibliche Form.

Danksagung:
Mein Dank gilt vor allen anderen meinen Eltern und dann allen Freunden, die mit Ratschlag und tatkräftiger Unterstützung zur Entstehung des Buches beigetragen haben – hier insbesondere Monika, Stefan und Timon, der mit dem Buch gewachsen ist, und – auf vielfältigen Wunsch – Andrew (für neue, positive Sichten auf das Leben) sowie dem Zeichner Hans-Peter Wiegard für die künstlerische und bewundernswert zeitnahe Arbeit und dem Schulz-Kirchner Verlag für die Geduld.

Der Alltag der Sprechstimme – Leistungssport

So wie wir in unserem Alltag Phasen höherer Anforderungen und Entspannung erfahren, so erlebt auch unsere Stimme Zeiten größerer und geringerer Belastung. Allerdings kann die Stimme oft auch bei den Gelegenheiten, bei denen ihr Besitzer entspannt, nicht ausruhen. Sitzen wir gelassen mit Freunden oder Familie beisammen und „relaxen", wollen wir uns dennoch unterhalten, wollen Freude oder Frust los werden, wollen singen oder beim Fußballspiel enthusiastisch jubeln. Wir entspannen – unsere Stimme nicht. Dennoch erleben wir diese Aktionen oft als nicht so belastend wie unseren Berufsalltag. Dieser verlangt unserer Stimme häufig Leistungen ab, die sie überfordern. Dabei gibt es unterschiedliche Erwartungen an Stimmen. Während z. B. bei Schauspielern, Sängern und Moderatoren die Stimmqualität – also die Ästhetik – sehr im Vordergrund steht, geht es bei Lehrern, Kindergärtnern, Callcenter-Agenten, Verkäufern etc. oft mehr um eine dauerhaft leistungsfähige Stimme. Dennoch müssen auch diese Berufsgruppen mit ihren Stimmen repräsentieren und ihre Zielgruppen, also Kinder oder Kunden, angemessen und um sympathische Wirkung bemüht ansprechen. Dabei kommt es oft auch auf die Arbeitsumgebung an, wie belastet die Stimme durch den Beruf ist. Schauen wir uns einmal unterschiedliche, typische Berufsfelder exemplarisch an.

Callcenter-Agenten

Menschen, die in Callcentern arbeiten, finden ihren Arbeitsplatz oft in Großraumbüros, in denen dicht nebeneinander Kollegen und Kolleginnen sitzen und parallel in Gespräche verwickelt sind. Durch die große Anzahl der gleichzeitig sprechenden Mitarbeiter, durch Telefone und Arbeitsgeräusche entsteht ein Geräuschpegel, der meist deutlich über 60 dB (Dezibel – ein Maß für Lautstärkemessungen) liegt (vgl. CCall-Projektteam). Dies führt dazu, dass der einzelne Mitarbeiter unbewusst die eigene Sprechlautstärke erhöht, um den Lärmpegel zu übertönen. Da alle anderen Kollegen dies auch so machen, erhöht sich die Gesamtlautstärke weiter. Die jeweilige Berufsgenossenschaft empfiehlt, darauf zu achten, dass der Lärmpegel nicht über 70 dB ansteigt. Darüber hinaus gibt es oft wenig Pausen zwischen den einzelnen Gesprächen, sodass bei einer Arbeitszeit von 8 Stunden die Dauer der Sprechbelastung die Leistungsfähigkeit mancher Stimme übersteigt. Dazu kommt eine häufig ungesunde Körperhaltung, die den Atem nicht richtig fließen lässt und somit der Stimme ihre „Lebensgrundlage" weitgehend entzieht. Da der Callcenter-Mitarbeiter oft mit zahlender Kundschaft spricht, muss er einen sympathischen, freundlichen Eindruck mit rein stimmlichen Mitteln ausstrahlen. Während in einem direkten Gespräch Mimik und Gestik dabei helfen, einen „guten Eindruck" zu machen, kann der Mitarbeiter eines Callcenters darauf nicht zurückgreifen. Jedes Räuspern, jede Heiserkeit kann zu einer negativen Empfindung beim Gesprächspartner und damit zu einem negativen Geschäftsergebnis führen. So verwundert es dann auch nicht, dass bei einer Befragung 60% der Callcenter-Agenten angaben, durch Stimmbeschwerden belastet zu sein.

Dolmetscher

Dolmetscher haben eine gänzlich andere Belastungssituation als Callcenter-Mitarbeiter. Sie haben in der Regel einen ruhigeren Arbeitsplatz, arbeiten meist allein in einer Übersetzungskabine und werden wenig durch Außengeräusche beeinträchtigt. Allerdings müssen sie in einer Sprache sprechen, die oft eine Fremdsprache für sie ist, die eine andere Sprechmelodie und einen anderen Sprechrhythmus beinhaltet als die eigene Muttersprache. Darüber hinaus sind Dolmetscher in ihrer Sprache nicht „frei". Sie können nicht selbstständig entscheiden, wann sie etwas sagen, welche Worte sie wählen, wie sie etwas ausdrücken. Sie sind wie Marionetten durch die Person gelenkt, für die sie dolmetschen sollen. Dazu kommt ein vollkommen unnatürlicher Sprechablauf. Es kommt kein wirklicher Sprechfluss zustande, da der Dolmetscher immer für eine Weile dem Originalsprecher lauschen muss, um dann die Übersetzung zu liefern. Dadurch stockt die Atmung und der Übersetzer verkrampft. So wundert es auch hier nicht, dass Befragungen unter Dolmetschern eine fast ebenso hohe Belastung ergaben, wie bei den Callcenter-Agenten.

Lehrer / Kindergärtner

Für Angehörige der Erziehungsberufe liegen die wohl umfangreichsten Untersuchungen zur Stimmbelastung vor. Bereits in der ersten Hälfte des 20. Jahrhunderts haben sich zahlreiche Fachleute mit dem Problem der Lehrerstimme beschäftigt und bis heute unzählige Statistiken erstellt. Hier eine kurze Zusammenfassung der Ergebnisse: Auch Lehrer haben mit einem hohen Maß an Umgebungslärm zu kämpfen. Eine ruhig arbeitende, durchschnittlich große Klasse wird etwa 60-65 dB produzieren. 50% der Sprechzeit eines Lehrers finden allerdings bei über 80 dB statt und in Sportstunden werden Maximalwerte von etwa 115 dB erreicht. Gegen diesen Lärm spricht der Lehrer beständig an und für viele Stimmen stellt dies eine dauerhafte Überlastung dar. Untersuchungen haben weiterhin ergeben, dass Lehrer pro Unterrichtsstunde etwa 200-300 wechselnde Gesprächssituationen erleben. Dies ist so zu verstehen, dass der Lehrer sich in jeder Stunde 200- bis 300-mal einem anderen Gesprächspartner/einem anderen Kind zuwendet. Jedes dieser Kinder muss er anders ansprechen, mal motivierend, mal lobend, mal tröstend, mal mahnend, mal disziplinierend. Je jünger die Kinder sind, desto mehr muss der Lehrer schauspielern, muss er in andere Rollen schlüpfen, muss flüstern, seine Stimme erheben, die Stimmhöhe verstellen. Dies und die Dauersprechbelastung von 5-6 Stunden pro Tag führen dazu, dass zwischen 60% und 76% aller Angehörigen von Erziehungsberufen unter stimmlichen Beschwerden zu leiden haben. Krankentage und Frühpensionierungen sind die Folge. Insbesondere im Lehrberuf gibt es aber außer den Betroffenen selbst noch andere „Opfer" der gestörten Lehrerstimme, nämlich die Kinder. Untersuchungen haben ergeben, dass Kinder, die von einer heiseren Lehrkraft unterrichtet werden, deutlich weniger lernen als bei einer stimmgesunden Lehrkraft. Umso unverständlicher erscheint unter diesen Gesichtspunkten die Tatsache, dass eine Stimmschulung, die bei Schauspielern, Sängern und Moderatoren obligatorisch ist, bei keinem der hier beschriebenen Berufe zur Ausbildung verpflichtend dazugehört. Stimme wird als naturgegeben und unverwüstlich vorausgesetzt.

Welche Baustellen gibt es? Hauptursachen für Stimmbeeinträchtigungen

Aus den Beschreibungen der exemplarisch ausgewählten Berufe lassen sich bereits einige Hinweise ableiten, welche Bedingungen sich negativ auf unsere Stimme auswirken. Betrachten wir die wichtigsten etwas genauer.

Umgebungsgeräusche

Sowohl bei den Callcenter-Agenten wie auch bei den Lehrern steht der Umgebungslärm als einer der Belastungsaspekte an erster Stelle. Schauen wir uns einmal Untersuchungen des Schweizer Verkehrsclubs an. Dieser führt aus, dass bereits ab einer Dauerbelastung durch mehr als 30 dB psychische Beeinträchtigungen möglich sind. Ab 65 dB Schallbelastung können vegetative Reaktionen der Organe auftreten. Ab 90 dB Lärmbelastung können organische Hörschäden auftreten. Daraus folgt ein EU-Gesetz, dass Schallpegel am Arbeitsplatz den Wert von etwa 85 dB nicht überschreiten sollen, bzw. dann ein Gehörschutz zu tragen ist und besondere Vorsorge- bzw. Nachsorgemaßnahmen greifen. Nun können die o. a. Berufsgruppen leider keine Lärmschutzkopfhörer tragen, sodass sie ungeschützt einem z. T. deutlich höheren Lärmpegel ausgesetzt sind. Dies führt einerseits zu einer erhöhten psychischen bzw. vegetativen Belastung, andererseits u. U. tatsächlich zu organischen Hörschäden und im Weiteren auch zu stimmlichen Problemen. Dies ist dadurch begründet, dass man in einer lauten Umgebung selbst lauter spricht, um den Lärmpegel zu übertönen. Dadurch wird die Stimme beständig übermäßig beansprucht und z. T. deutlich überbelastet. Daraus leitet sich unmittelbar die Stimmhöhe ab.

Tonlage/Stimmhöhe

Insbesondere Frauen – wir werden auf die Unterschiede zwischen männlichen und weiblichen Sprechern noch genauer zu sprechen kommen – neigen dazu, in höheren Tonlagen zu sprechen, wenn sie lauter sprechen müssen. Wenn wir nun höhere Töne bilden wollen, müssen wir unsere Kehlkopfmuskulatur anspannen. Das ist grundsätzlich ein normaler und nicht weiter besorgniserregender Vorgang. Wenn allerdings beständig in zu hoher Tonlage gesprochen wird, dann wird die entsprechende Muskulatur sozusagen in einer Überspannungshaltung „festgezurrt" und kann sich nicht wieder richtig entspannen. Dies führt zu Verspannungen in Hals, Brustkorb, Schultern und Nacken und kann sich dauerhaft sehr negativ auf den Kehlkopf und die Stimmqualität auswirken. So lässt sich z. B. bei Lehrerinnen beobachten, dass sich ihre Stimmlage im Verlauf eines sprechintensiven Vormittages um 1-3 Halbtöne erhöht, was für die Stimme und die sie umgebenden Organsysteme auf die Dauer sehr belastend ist.

Sprechdauer

Bei der Sprechdauer kommt es nicht nur auf die reine Länge, sondern auch auf die mit ihr verbundene Intensität an. Wir alle kennen das Phänomen, einen Abend in einer Gastwirtschaft zu verbringen und dort gegen laute Musik ansprechen zu müssen. Hier kann die reine Sprechdauer relativ kurz sein, dennoch sind wir am nächsten Morgen heiser oder der Hals schmerzt, weil wir in zu großer Lautstärke sprechen mussten, um uns gegen den Umgebungslärm durchzusetzen. Andererseits kann auch ein sehr langes, über mehrere Stunden andauerndes Sprechen in geringer Lautstärke genauso belastend sein. Oft wird bei einer solchen gleichförmigen Sprechleistung mit wenig Sprechmelodie gearbeitet, sodass die Stimme wenig Abwechslung erhält und in einer fixierten Einstellung eine Überbelastung erfährt. Zahlreiche Berufe müssen jedoch beide Belastungsfaktoren miteinander kombinieren. Sowohl die Callcenter-Agenten als auch die Lehrer, aber auch Verkäufer oder Sporttrainer müssen in großer Intensität und über eine lange Dauer ihre Stimme beanspruchen. Diese Doppelbelastung kann dann zu einer Überbeanspruchung und schließlich zu einer Schädigung führen.

Raumatmosphäre

Unsere Stimme und ihre Gesundheit sind von verschiedenen Bedingungen abhängig. Dazu gehört auch die Umgebung, in der sie gebraucht wird. Da unser Stimmapparat von Schleimhäuten überzogen ist und die Stimme durch Muskelaktivität bestimmt wird, können äußere Einflüsse entscheidende Bedeutung erlangen. Schleimhäute, die z. B. zu trocken sind, oder Muskeln, die von ausgetrockneten Schleimhäuten überzogen sind, können nicht mehr flexibel reagieren und sind anfällig für „Angriffe" durch Viren, Bakterien und andere Fremdstoffe. So kann es von entscheidender Bedeutung sein, für angemessene Befeuchtung der Räume zu sorgen, in denen man häufig und lange spricht. Dies kann durch normale Luftbefeuchter oder auch Pflanzen geschehen. Ist dies nicht möglich, weil der Raum häufig gewechselt wird oder andere Nutzer mit sol-

chen Veränderungen nicht einverstanden sind, ist es umso wichtiger, für eine „innere Anfeuchtung" der Schleimhäute zu sorgen. Dies geschieht am besten durch häufiges Trinken von Wasser. Andere Getränke sind natürlich auch möglich, haben aber in der Regel Nebenwirkungen, sodass Wasser immer die beste Wahl bleibt.
Darüber hinaus sollte man darauf achten, dass die Arbeitsräume akustisch optimiert sind. Das bedeutet, dass für einen möglichst geringen Hall gesorgt wird. Wenn wir uns z. B. einmal einen normalen Klassenraum vorstellen, so besteht dieser häufig aus hohen Decken, großen Fensterfronten, Linoleumboden und verputzten Wänden. Häufig gibt es nicht einmal Gardinen, sondern lediglich Außenjalousetten. Diese Ausstattung führt dazu, dass alle im Raum produzierten Geräusche wie bei einem Echo in den Bergen an den Wänden abprallen und in den Raum zurück geleitet werden. Dies verstärkt wiederum den Geräuschpegel und belastet unsere Stimme. Optimal ist ein Raum ausgestattet mit Teppichboden, Gardinen und schallschluckenden Wandelementen, wie z. B. Stoffe, gebrochener Klinker oder Holz. Auch Kork ist hervorragend geeignet. So kann man für die Entlastung der Stimme viel tun, ohne an der Stimme direkt zu arbeiten.

Situationsverbunden – partnerbezogen - stimmungsgetragen

Diese drei Ausdrücke, die einen optimalen Stimmgebrauch beschreiben, stammen von Prof. Horst Gundermann, einem der bedeutendsten Phoniater Deutschlands, der sich sein ganzes berufliches Leben lang mit der Stimme und besonders mit der Berufsstimme und ihren Problemen beschäftigt hat. Seine Charakterisierung bringt zum Ausdruck, dass wir in jeder Situation, mit jedem Gesprächspartner und in jeder Stimmung anders sprechen und unsere Stimme anders gebrauchen sollten – „stimmig" sozusagen. Stimme ist dabei gleichzeitig Ergebnis und Ausdruck unserer Befindlichkeiten. Am Stammtisch, bei Feiern oder im Sportclub äußern wir uns anders als bei einem Bewerbungsgespräch oder bei Geschäftsverhandlungen. Selbstverständlich sprechen wir mit einem kleinen Kind anders als mit unserem Lebenspartner, mit unseren Kollegen anders als mit unseren Freunden, mit Kunden anders als mit dem Vorgesetzten. Wenn wir traurig sind, hat unsere Stimme einen anderen Klang als in fröhlicher, ausgelassener oder wütender Stimmung. Gundermann war es auch, der auf die Wort- und Sinnverwandtschaft zwischen „Stimme" und „Stimmung" hingewiesen hat. Die Stimme verändert sich mit uns und unseren Befindlichkeiten und das sollte sie auch – das ist gut so. Leider sind wir nur allzu oft in Situationen, in denen wir unserer Stimme dies verwehren. Kehren wir noch einmal zu Menschen in Callcentern zurück. Im schlimmsten Fall sind sie den ganzen Tag damit beschäftigt, Beschwerden entgegenzunehmen, den Frust und die Unzufriedenheit von Kunden zu ertragen und darauf zu reagieren. Welch eine Stimmung mag sich dabei entwickeln? Dennoch muss der Callcenter-Agent immer freundlich bleiben und auf die Wünsche der Kunden eingehen. Seine Stimme darf die Unzufriedenheit, den Frust, den er vielleicht empfindet, nicht ausdrücken, um die Kunden nicht noch weiter zu verärgern. Verkäufer sind in derselben Lage. Ihre persönliche Stimmung darf die Kauflust des Kunden nicht beeinträchtigen. Richter und auch Lehrer müssen eine gewisse Neutralität bewahren und dies auch ausdrücken. Schlechte Laune oder persönliche Probleme müssen versteckt werden. Das aber bedeutet, dass die Stimme verstellt wird und wir unser ursprünglichstes Ausdrucksmittel für unsere Stimmungen unterdrücken und einsperren. Dies kann zu Verspannungen, Fehlhaltungen und letztlich zu einer Schädigung der Stimme und ihres Ausdrucks führen. Selbstverständlich möchte ich Ihnen nun nicht raten, Ihren Stimmausdruck immer im Sinne Ihrer Befindlichkeit zu wählen, da dies in vielen Fällen den gesellschaftlichen Erwartungen widersprechen und zu unangenehmen Konsequenzen führen könnte. Nein, bitte sagen Sie Ihrem Vorgesetzten nicht stimmungsgetragen, was Sie von ihm denken! Wichtig ist aber, dass Sie nach der stimmlichen Theatervorstellung wieder zu sich zurückfinden, sich Ihrer wahren aktuellen Stimmung bewusst werden und Ihrer Stimme wieder die Ausdrucksmöglichkeiten zugestehen, die sie hat und für ihre Gesundheit braucht. Wichtig ist aber auch, dass Sie Ihre Umgebungsbedingungen wahrnehmen und angemessen auf Veränderungen reagieren. Menschen, die beruflich sehr laut sprechen müssen, übertragen dieses Verhalten allzu oft auch in den privaten Bereich, wo viel leiser gesprochen werden könnte, sodass die Stimme nicht ausreichend entlastet wird. Achten Sie also auf eine angemessene Regulierung Ihrer Stimmgewohnheiten in Abhängigkeit von der Situation, in der Sie sich aktuell befinden.

Stimmausdruck – die eigene Stimme finden

In den 50er- und 60er-Jahren war es unter Frauen „chic", verhaucht und relativ hoch zu sprechen. Vorbild hierfür war Marilyn Monroe. Viele versuchten, ihr nachzueifern, um – wohl vor allem beim männlichen Geschlecht – bestimmte Wirkungen zu erzielen. Seitdem hat sich die Rolle der Frau und mit ihr die Stimmlage verändert. Stimmen werden allgemein tiefer und weniger verhaucht. Je höher die soziale Stellung einer Frau ist, desto tiefer ist im Durchschnitt ihre Stimme. Auch Männer mit besonders tiefen Stimmen werden oft als „männlicher" wahrgenommen als Geschlechtsgenossen mit höheren Stimmen. So gibt es in allen Kulturen besondere Merkmale, die Stimmen erfüllen müssen, damit ihr Sprecher mit ihnen eine definierte Rollenerwartung erfüllen kann. Manches davon ist uns bewusst, das meiste läuft vollkommen unbewusst ab. Das, was wir uns in jedem Fall sehr bewusst machen sollten, ist, dass jeder von uns seine ganz individuelle, einzigartige Stimme bekommen hat. So einzigartig, dass Wissenschaftler heute sogenannte „voice prints" erstellen können, die ein ebenso einzigartiges Profil des Sprechers ergeben wie der Fingerabdruck. Und diese individuelle Stimme ist für gewisse Einsätze besser geeignet als für andere. Lassen Sie mich ein Beispiel geben: Stellen Sie sich die Synchronstimme von Humphrey Bogart oder John Wayne vor – männlich und prägnant, tief und volltönend. Und nun stellen Sie sich vor, Luis de Funès oder Mickey Mouse würden plötzlich mit dieser Stimme sprechen. Nichts davon wäre mehr „stimmig". So schön die Stimme uns erscheinen mag, es passt einfach nicht mehr. Vor einigen Jahren hatte ich eine nette, liebe Kollegin von knapp 30 Jahren. Sie war eine außerordentlich aparte Erscheinung. Schlank, lange dunkle

Haare, insgesamt sehr feingliedrig gebaut. Sie unterrichtete Klassen, die zu einem großen Anteil aus 15- bis 17-jährigen Jungen bestanden. Mit ihrer ganzen Erscheinung und einer sehr feinen und freundlichen Stimmlage schaffte sie es schnell, die Jungen dazu zu bringen, ihr die Tasche zu tragen und ihr die Türen aufzuhalten und ihr auch im Unterricht gut zuzuhören. Eines Tages beobachtete sie, wie sich mehrere Schüler auf dem Schulhof prügelten. Sie ging auf die ihr eigene Art dazwischen, mit ihrer sehr feinen und freundlichen Stimme. Ergebnis: Völlige Missachtung. Sie erhob die Stimme, das Ergebnis blieb, sie wurde für ihre Verhältnisse sehr laut, die Stimme kippte und der Erfolg war niederschmetternd – ein einziges Lachen der umstehenden Schüler. Sie hatte auf sehr unangenehme Weise herausgefunden, wie sie ihre sehr schöne Stimme auf keinen Fall einsetzen konnte. Das sollte bei jeder Arbeit mit der Stimme im Vordergrund stehen: die eigene Stimme, ihre Charakteristika, ihre Eigenheiten und die für sie geeigneten stilistischen Mittel auszutesten und für sich zu finden. Nicht jede Stimme kann fein und immer lieb klingen und wie die Nachtigall flöten. Nicht jede Stimme ist zum Lautwerden geeignet und kann brüllen wie ein Löwe. Aber für jeden gibt es geeignete und passende Ausdrucksmöglichkeiten, die zum gewünschten Erfolg führen. Sie zu finden, ist die Kunst.

Die Stimme als Geschlechterkampf – wer ist besser dran?

Der Kehlkopf gilt als sekundäres Geschlechtsmerkmal, das heißt, dass er mit der Pubertät und der damit verbundenen Produktion männlicher Geschlechtshormone zu wachsen beginnt. Beim Jungen werden die Stimmlippen um etwa 1 cm länger als zuvor, beim Mädchen nur etwa 0,4 cm. Durch das Wachstum der Knorpel und Bänder des Kehlkopfes wird die Stimmlage des Jungen um etwa 1 Oktave herabgesetzt, das heißt um etwa 12 Halbtöne. Beim Mädchen sind es maximal 4 oder 5 Halbtöne. Berühmt sind in diesem Zusammenhang die Kastraten des 18. Jahrhunderts wie z. B. Farinelli geworden, bei denen durch Kastration vor der Pubertät das Wachstum des Kehlkopfes verhindert wurde. Dadurch konnte die Stimme des erwachsenen Kastraten noch ebenso hoch und klar sein wie die eines Jungen. Diese Sänger wurden zunächst oft in Kirchenchören eingesetzt, wo hohe Stimmen gebraucht wurden, Frauen jedoch verboten waren. Später wurden Kastratensänger auch an königlichen Höfen eingesetzt und konnten in Einzelfällen ähnliche Berühmtheit erlangen wie Popsänger der heutigen Zeit (vgl. Habermann). Für uns ist hier wichtig, dass – durch die Größe bedingt – der männliche Kehlkopf leistungsfähiger zu sein scheint als der weibliche. Darüber hinaus neigen Frauen zu Verhaltensweisen, die der Stimme eher schaden können. Ein ganz wichtiger Aspekt in diesem Zusammenhang wurde bereits erörtert, nämlich die Sprechlage. Frauen haben stärker als Männer die Angewohnheit, bei größerer Lautstärke auch höher zu sprechen. Dies ist mit übermäßiger Anspannung verbunden und somit für die Stimme belastend. Weiterhin haben Untersuchungen ergeben, dass Frauen in stärkerem Maße als Männer zu einer unphysiologischen Atmung neigen. Was das genau bedeutet, klären wir, wenn es um die Atmung geht. Zudem gibt es einige direkt stimmschädigende Verhaltensweisen, die bei Frauen in höherem Maße zu beobachten sind. So zeigen Frauen öfter als Männer sogenannte „knarrende" Stimmeinsätze. Wenn Sie einmal das Wortpaar „**ei**n **A**pfel" laut sprechen, so gibt es hier verschiedene Möglichkeiten. Sie können die Wortanfänge „ei" und „A" „weich" sprechen, das bedeutet, dass die Stimme locker in den Sprechvorgang einschwingt. Sie können aber auch sehr viel Spannung im Hals bilden und mit sehr viel Kraft – ähnlich der Kommandostimme auf dem Exerzierplatz – die Wörter hervorstoßen. Dann haben Sie einen sehr plötzlichen, sogenannten „harten" Stimmeinsatz. Daneben gibt es noch den „knarrenden" Einsatz, wobei die Stimme nicht leicht und spontan beginnt, sondern langsam und mit einem deutlichen Knarren einsetzt. Sowohl der harte wie auch der knarrende Stimmeinsatz sind schädigend für die Stimme, weil sie durch Fehlspannungen verursacht werden. Und leider treten beide Verhaltensweisen – insbesondere der knarrende Einsatz – bei Frauen deutlich häufiger auf als bei Männern. Bei all diesen schädigenden Verhaltensweisen überrascht es nun nicht mehr, dass Frauen deutlich häufiger unter Stimmbeschwerden leiden als Männer. Einige wenige statistische Zahlen möchte ich Ihnen hierzu anführen: In einer Befragung unter 470 Lehrern gaben 17,2% der Frauen und 33,5% der Männer an, nie unter stimmlichen Beschwerden zu leiden. Daraus folgt, dass 82,8% der Frauen und 66,5% der Männer gelegentlich, oft oder immer Stimmbeschwerden empfinden. Einzige Entlastung für die Frauen: Sie suchen mit ihren Beschwerden häufiger und schneller einen Facharzt auf! (vergl. Hammann, unveröffentl. Diss.)

Die Atmung

Ein letzter Punkt darf nicht vergessen werden, wenn wir die Hauptgründe für stimmliche Beschwerden besprechen – nämlich die Atmung. Die Atmung ist die Grundlage für jede stimmliche Leistung. Nur wenn sie physiologisch abläuft, kann sich auch unsere Stimme entfalten und auf dem Fundament der Atmung Kraft und Ausdruck entwickeln. Die unterschiedlichen Atemtypen werden wir in einem späteren Kapitel kennenlernen, jedoch sollten wir uns jetzt schon einmal Gedanken darüber machen, was die Atmung negativ beeinflussen könnte. Dies sind zum einen körpereigene Gründe. So können Allergien oder Asthma die Atmung so weit einschränken, dass eine tragfähige Stimme nicht mehr möglich ist. Auch orthopädische Probleme, wie Verspannungen oder Fehlhaltungen, können den Atem hemmen und so der Stimme ihre Kraft rauben. Die Körperhaltung wird damit immer am Beginn einer Arbeit mit der Stimme stehen. Zum anderen können modische Entscheidungen ebenfalls Einfluss auf unsere Stimme haben. Zu enge Gürtel oder Hosen rauben uns die atemtechnische Entfaltung und Bewegungsfreiheit, die wir im Bauchraum eigentlich benötigen, sodass wir auf eine weniger günstige Atemweise ausweichen. Insgesamt sollten wir auf einen locker fließenden Atem, eine sich optimal mit der Atmung bewegende Bauchdecke, wenig Bewegung im Brustbereich und eine gerade Körperhaltung mindestens im Bereich zwischen Kopf und Becken achten. Übungen und weitere Hinweise dazu folgen im Praxisteil.

Verhalten – was haben wir bisher erfahren?

Was ergibt sich nun aus den bisherigen Ausführungen? Erstens haben Sie äußere Bedingungen kennengelernt, die Ihre Stimme belasten können und auf die Sie u. U. nur sehr bedingt Einfluss nehmen können. Hierzu zählen die Umgebungslautstärke, die Raumatmosphäre, Sprechdauer oder auch Ihre physiologische Ausgangslage. Andererseits gibt es aber auch eigene Verhaltensweisen, die eine zusätzliche Belastung darstellen. Diese können Sie in jedem Fall zum Positiven hin verändern und damit Ihre Stimme nachhaltig entlasten. Es sind insbesondere Körperhaltung, Atmung, Sprechstimmhöhe, Stimmausdruck und Stimmtechniken. Ziel der weiteren Ausführungen – insbesondere im Praxisteil – soll sein, Ihnen Übungen nahe zu bringen und Ihnen vertiefte Hinweise zu geben, mit denen Sie Ihre Verhaltensweisen optimieren können, um so besser mit denjenigen Bedingungen umgehen zu können, die Sie nicht oder nur minimal verändern können. Ein wichtiger Satz lautet hier: „Stimm***be***lastung ist in Ordnung, solange die Stimm***ent***lastung auf dem Fuße folgt".

Symptome einer belasteten Stimme

Was sind nun die Symptome einer belasteten oder angegriffenen Stimme? Jeder Betroffene berichtet von anderen Merkmalen, jedoch gibt es doch einige Hauptkriterien. Das am häufigsten genannte Symptom ist immer die Heiserkeit, die oft auch das erste Anzeichen einer stimmlichen Belastung ist. Daraus leitet sich oft ein regelmäßiges Räuspern ab, das man – wenn es chronisch wird – als „Räusperzwang" bezeichnet. Dieses Verhalten erweist sich als „Teufelskreis", da die Stimmlippen sehr negativ darauf reagieren. Beim Räuspern reiben die Stimmlippen förmlich mit hohem Druck aneinander. Die Schleimhäute werden dadurch stark gereizt und setzen einen Schutzmechanismus in Gang – sie produzieren Schleim. Dieser Schleim wiederum schützt zwar einerseits die Schleimhäute der Stimmlippen, andererseits stört er uns aber auch erheblich beim Sprechen. Ergebnis: Wir räuspern ihn weg. Dies nehmen uns die Schleimhäute allerdings wiederum übel und produzieren abermals Schleim, den wir auch dieses Mal nicht zu schätzen wissen und – wegräuspern. Die Schleimhäute aber ... Sie merken, der Kreis schließt sich mit einem sehr negativen Ergebnis. Sie können ihn nur dadurch unterbrechen, dass Sie aufhören, sich zu räuspern. Geben Sie Ihren Schleimhäuten einige Tage – manchmal auch Wochen – Zeit und Sie werden merken, dass sich im Regelfall die Schleimproduktion normalisiert. Suchen Sie andernfalls einen Arzt auf, um die Ursache der erhöhten Schleimproduktion abklären zu lassen. Weitere Merkmale für stimmliche Be- oder Überlastung können Sie dem Schaubild entnehmen. Wenn Sie einige dieser Symptome für einige Zeit erfahren, sollten Sie beginnen, sich ernsthaft zu beobachten. Seit wann bestehen die Beschwerden? In welchem Zusammenhang traten sie erstmals auf? Haben Sie die Beschwerden immer oder nur in bestimmten Situationen? Gibt es Verhaltensweisen, die Ihnen Erleichterung verschaffen, wie Stimmruhe, Trinken oder

Halstabletten? Beeinträchtigen die Beschwerden Sie in Ihrem Alltag, in Ihrem Beruf oder in der Gestaltung Ihres Privatlebens? Bestehen die Beschwerden länger als 3-5 Wochen und sind erkältungsunabhängig, so sollten Sie dringend einen Facharzt aufsuchen, um die Ursache abklären zu lassen. Je länger Sie Erkrankungen oder Fehlverhalten aufrechterhalten, ohne zu intervenieren, desto länger wird es in der Regel auch dauern, wieder zu einem beschwerdefreien Zustand zurückzukehren. Ergreifen Sie aber rechtzeitig geeignete Maßnahmen, seien diese medikamentös, therapeutisch oder in Ihrem Verhalten verankert, so können Sie sich schon bald wieder uneingeschränkt Ihrer Stimme erfreuen.

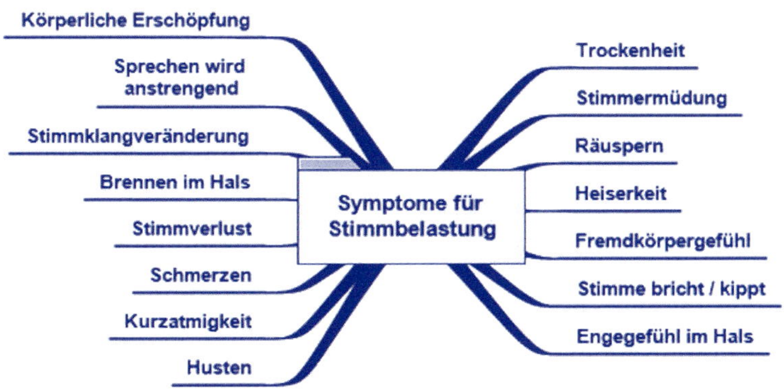

Unsere „Stimmorgane" – ein paar Hintergrundinformationen und etwas Anatomie (vgl. z. B. Habermann)

Eine Beschreibung der Anatomie der an der Stimmgebung beteiligten Organe ist schwierig und nicht wirklich hilfreich. Jedoch gibt es einige Dinge, die wir wissen sollten, damit wir uns darüber klar werden, welche Leistungen wir beim Sprechen und Singen vollbringen.
Zunächst müssen wir uns einmal verdeutlichen, dass es nicht „das eine Organ" gibt, das unsere Stimme produziert, sondern dass wir verschiedene Regionen unseres Körpers benötigen, um Töne zu bilden. Starten wir die Betrachtung von unten beginnend. Da ist zunächst das **Zwerchfell (Diaphragma)**. Bei der Einatmung bewegt sich das Zwerchfell nach unten in den Bauchraum hinein und schafft dadurch Platz für die Lunge, die sich bei der Einatmung ausdehnt. Indem sich das Zwerchfell nach unten bewegt, verdrängt es die inneren Organe des Bauchraums – wir spüren, dass sich unser Bauch nach außen bewegt. Die umgekehrte Bewegung tritt bei der Ausatmung ein.

Das Zwerchfell bewegt sich wieder nach oben, die Luft strömt aus der Lunge aus und die inneren Bauchorgane kehren wieder an ihren ursprünglichen Platz zurück – unser Bauch wird wieder flach. Somit stellt das Zwerchfell die unterste Begrenzung unserer Atembewegung dar. Die **Lunge** bzw. die **Bronchien** versorgen den Körper mit der nötigen Luft, die wir zum Sprechen benötigen. Der **Kehlkopf** mit seinen Stimmlippen und den sie umgebenden Schleimhäuten und Falten wandelt die durch die Lunge gelieferte Luft in Schwingungen und damit in hörbare Töne um. Der **Mundraum** mit Zunge, Zähnen, Gaumen, Rachen und Zäpfchen formt diese Töne zu verstehbaren Lauten und gibt ihnen zusammen mit den **Nasenräumen** und Nasennebenräumen ihren charakteristischen Klang.

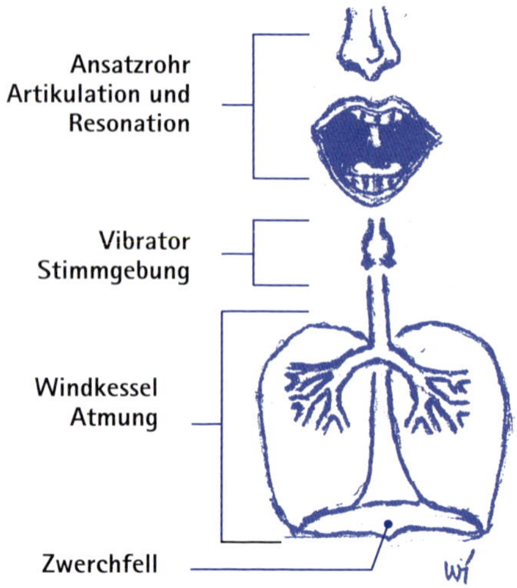

Wir merken also, dass eine Vielzahl von z. T. weit entfernt voneinander liegenden Organen für unsere Stimme und ihren Klang verantwortlich ist. Um die Leistung, die diese Organe erbringen, richtig einschätzen und würdigen zu können, muss man aber auch noch beachten, dass die Stimmerzeugung gar nicht ihre eigentliche Aufgabe ist. Ursprünglich sind Lunge und Bronchien nur für die Versorgung des Körpers mit dem lebensnotwendigen Sauerstoff verantwortlich gewesen. Der Kehlkopf mit den Stimmlippen hatte und hat die Hauptaufgabe, die lebensnotwendigen Atmungsorgane vor eindringenden Fremdkörpern zu schützen. Im Kehlkopf trennen sich Luftröhre und Speiseröhre. Die Organe, die heute unsere Stimme bilden, sind vor allem dafür zuständig, unsere Nahrung in die Speiseröhre zu leiten und die Luftwege beim Schlucken zu verschließen, sodass die Nahrung nicht in Bronchien und Lunge gelangen kann. Der Mundraum, der unsere Laute formt, hat die Hauptaufgabe, die Nahrung zu zerkleinern und in die Verdauungsorgane zu leiten. Die Nase mit ihren Nebenräumen und Höhlen wiederum ist zur Filterung der Atemluft gedacht. So nehmen diese Organe heute eine Aufgabe wahr, für die sie ursprünglich gar nicht zuständig waren, und die ihnen erst im Laufe der Evolution langsam angetragen wurde. Umso erstaunlicher erscheint es, welche dauerhaften Höchstleistungen sie immer wieder vollbringen. Diese Leistungen wollen wir uns ein wenig genauer anschauen. Dafür lassen Sie sich zunächst einen kurzen Überblick über den Kehlkopf geben. Dieser besteht aus drei Knorpelgruppen, die in sich die Stimmlippen bergen und schützen, aber diese auch bewegen. Nach vorne sind die Stimmlippen in der Mitte des Schildknorpels befestigt. Der Schildknorpel hat an einer Stelle eine leichte Vorwölbung, die wir gerne als „Adamsapfel" bezeichnen.

Ansicht der links-vorderen Seite

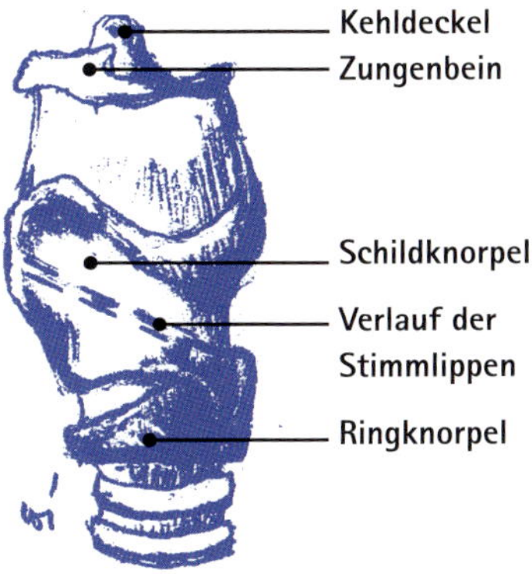

Ansicht von oben

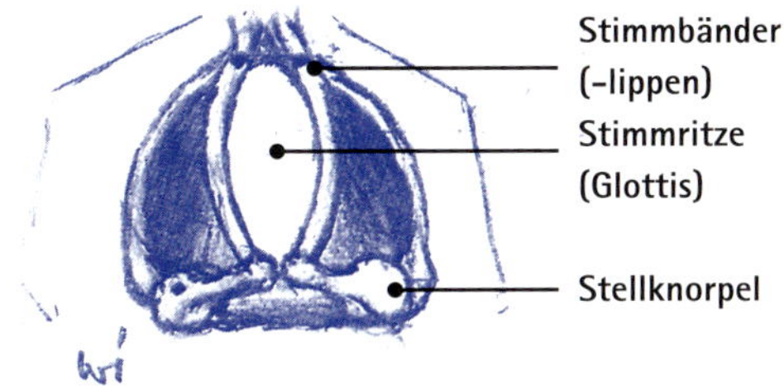

Von hier führen die Stimmlippen nach hinten in den Kehlkopf hinein und sind an ihrem anderen Ende an den Stellknorpeln befestigt. Diese Stellknorpel wiederum sind beweglich auf dem Ringknorpel angebracht. Bewegen sich die Stellknorpel nun auf dem Ringknorpel, so bewegen sich mit ihnen auch die Stimmlippen. Dadurch können die beiden Stimmlippen vollständig aneinandergelegt werden, sodass sie die darunter liegende Luftröhre vollkommen verschließen. Wir hören dann auf, zu atmen. Benötigen wir hingegen viel Luft, so bewegen die Stellknorpel die Stimmlippen sehr weit auseinander, sodass eine große Öffnung zur Luftröhre hin entsteht. Wollen wir nun sprechen, so legen sich die Stimmlippen eng aneinander und verschließen die Luftröhre. U. a. durch den Druck der Ausatemluft werden die Stimmlippen auseinandergedrückt. In der ausströmenden Luft schwingen die Stimmlippen, das heißt, sie schließen und öffnen sich in schnell aufeinanderfolgenden wellenförmigen Bewegungen. Je nach Tonhöhe, die wir produzieren wollen, geschieht dies schneller oder langsamer. Nimmt man einmal Extremleistungen von geschulten Sängern, so schwingen die Stimmlippen beim tiefsten bildbaren Ton 43-mal pro Sekunde, beim höchsten für Menschen bildbaren Ton 2607-mal pro Sekunde. Das entspricht dem e4. Das sind schon beeindruckende Leistungen, die die nicht ausgebildete Stimme natürlich nicht vollbringen kann. Aber auch die 147 bis 587 Schließ- und Öffnungsphasen pro Sekunde, die z. B. eine durchschnittliche weibliche Stimme leistet, lassen sich doch sehen (vergl. Habermann). Diese Bewegungen sind natürlich nur durch das genau abgestimmte Zusammenspiel zahlreicher Muskeln und Nerven möglich. Auch ohne eine physiologische und gut koordinierte Atmung kann die Stimmlippenbewegung nicht optimal ablaufen. Wir merken also, dass unzählige Faktoren zu einer dauerhaft leistungsfähigen Stimme beitragen. Versagt nur einer dieser Faktoren, kann die Stimme nachhaltig in ihrer Einsetzbarkeit eingeschränkt werden. Und um die ganz praktische Gesunderhaltung dieser an der Stimmgebung beteiligten Organe wollen wir uns nun in den nächsten Kapiteln näher kümmern. Die Theorie ist also geschafft – erst einmal! Fast!

Was ist mein stimmliches Ziel?

Bevor wir uns nun den ersten praktischen Überlegungen widmen, wollen wir einmal das Arbeitsziel näher beleuchten. Wie soll unsere Stimme klingen? Was soll sie leisten können?

Machen wir uns zunächst einmal klar, wofür wir unsere Stimme benötigen. Sind wir berufliche Marathonredner oder eher der gemütliche Spaziersprecher? Müssen wir mit unserer Stimme besondere Wirkungen erzielen oder wollen wir uns „einfach nur irgendwie unterhalten", ohne dies als minderwertig anzusehen? Aus diesen Gegensatzpaaren leiten sich die Wünsche in Bezug auf unsere stimmlichen Leistungen ab. Menschen, die in ihren Berufen besonderen Wert auf stimmliche Ästhetik legen müssen, erhalten meist ein entsprechendes Stimm- und Sprechtraining während ihrer Ausbildung. Hierzu gehören in der Regel Schauspieler oder auch Moderatoren für Funk und Fernsehen. Ihre Stimmen müssen vor allem ausdrucksstark, betont und „sauber" klingen. Bei den meisten anderen Berufen, die wir schon näher betrachtet haben, stehen die langfristige Einsetzbarkeit, die Belastbarkeit, die Leistungsfähigkeit und die weitgehende Störungsfreiheit im Vordergrund. Diesen Aspekten wollen wir uns im Weiteren vor allem widmen. Nicht die schöne, sondern die dauerhaft leistungsfähig einsetzbare Stimme soll unser Ziel sein. Dementsprechend wollen wir folgende Ziele für unseren Stimmeinsatz formulieren, die in den bisherigen Kapiteln bereits zur Sprache kamen (s. Abbildung):

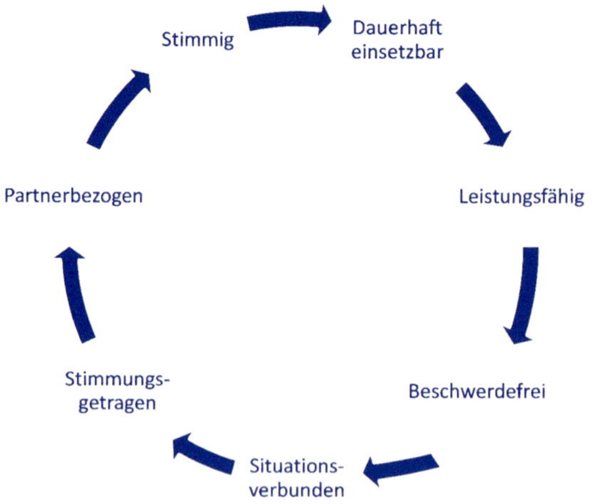

Stimmig
Dauerhaft einsetzbar
Leistungsfähig
Beschwerdefrei
Situations-verbunden
Stimmungs-getragen
Partnerbezogen

Um diese Ziele zu erreichen, ist es notwendig, eine gewisse Bestandsaufnahme zu machen, die auch der persönlichen Sicherheit und Gesundheit dient. Wie ist der Zustand der Stimme ganz aktuell? Hierzu einige wichtige Fragen:

- Leiden Sie unter körperlichen Beschwerden, die im Zusammenhang mit der Stimme stehen bzw. Einfluss auf die Stimme nehmen könnten (z. B. Rückenbeschwerden, Verspannungen, chronische Kopfschmerzen, Hormonerkrankungen, Atemwegserkrankungen, Allergien, Magenerkrankungen wie Reflux, ...)?
- Erfahren Sie regelmäßig stimmliche Beschwerden (Heiserkeit, häufiges Räuspern, Schmerzen beim Schlucken, Atmen oder Sprechen, ...)?
- Leiden Sie unter psychischen Erkrankungen oder Unbefindlichkeiten?
- Nehmen Sie regelmäßig Medikamente ein?

Sollten Sie auch nur eine dieser Fragen mit „Ja" beantworten, sollten Sie sich mit einem Facharzt unterhalten, inwieweit sich die Beschwerden oder die Medikamente auf Ihre Stimme auswirken könnten oder ob die stimmlichen Beschwerden eine ernste Ursache haben. Verschiedene organische Veränderungen im Bereich des Kehlkopfes können die Leistungsfähigkeit der Stimme nachhaltig einschränken. Hierzu gehören natürlich einerseits Erkältungen, die – als Kehlkopfentzündung – akut oder auch chronisch sein können. Aber auch durch Fehlbelastungen entstandene Knötchen, die in der Regel nicht bösartig sind, können Heiserkeit und Schmerzen verursachen. Wie in anderen Organen besteht natürlich auch im Kehlkopf die Möglichkeit tumoröser Veränderungen, die – früh genug erkannt – gut behandelbar sind. So gilt immer der Rat, bei Beschwerden, die länger als 3-6 Wochen andauern, einen Facharzt aufzusuchen, um die Beschwerdeursache abklären zu lassen. Dieser sollte dann auch entscheiden, ob die stimmlichen Beschwerden, soweit sie nicht organisch, sondern durch Fehlbelastungen entstanden sind, in die Hand eines Sprachtherapeuten oder Logopäden gehören. Stellen Sie sich vor, Sie haben sich einen Arm gebrochen, hatten diesen lange in Gips und sollen nun Ihre Muskeln aktivieren und lernen, den Arm wieder angemessen zu gebrauchen. Selbstverständlich suchen Sie sich einen guten Krankengymnasten, der Ihnen die richtigen Übungen zeigt, mit denen Sie Ihre Muskeln trainieren und kräftigen, ohne sie zu überlasten, um den Arm wieder seiner ursprünglichen Funktion zuzuführen. Ähnlich steht es um die Stimme. Auch hier geht es darum, Muskeln nach oft langjährigen Fehlbelastungen zu trainieren und zu lernen, sie wieder so einzusetzen, wie es die Natur vorgesehen hat, sie nicht zu überlasten und langsam die Belastbarkeit zu steigern. Hier hat dieses Buch seine klare Grenze. In schriftlicher Form kann man eine kranke, über lange Zeit überbelastete Stimme nicht wieder gesunden lassen. In diesem Zustand gehören Sie und Ihre Stimme in fachkundige Hand. Sie benötigen beständige, fachlich kompetente Anleitung und Kontrolle. Jeder Schritt der Genesung muss genau überwacht werden, denn aus jeder Entwicklung wird sich individuell der nächste Schritt ableiten. Gönnen Sie sich und Ihrer Stimme diese Therapiestunden, die für Sie beide sicher zahlreiche Überraschungen und neue, spannende Erfahrungen bringen werden. In einer Stimmbehandlung werden Sie nicht nur Ihre Stimme, sondern auch sich selbst oft ganz neu betrachten lernen. Sie werden neue Seiten an sich kennenlernen, austesten und sicher viel Gewinn daraus ziehen. Fragen Sie Ihren Facharzt nach einem guten, auf Stimmstörungen spezialisierten Therapeuten oder erkundigen Sie sich bei einem entsprechenden Fachverband (siehe Adressenliste). Rechnen Sie dabei ruhig mit einer längeren Behandlungszeit, die sich auch auf Bereiche Ihres Körpers beziehen kann, die im ersten Augenblick mit der Stimme nichts zu tun haben. Stellen Sie sich vielleicht auf Haltungsübungen und auf Entspannungssequenzen ein. Stimme ist immer eingebettet in den ganzen Menschen, den „Stimmträger". Ohne dass dieser gesund und in sich „stimmig" ist, kann auch die Stimme ihre ganze Leistungsfähigkeit nicht erreichen. Schritt für Schritt, Stunde für Stunde und Übung für Übung werden Sie sich und Ihr Kommunikationsmittel besser kennenlernen, werden Sie mehr Verständnis für Ihre bisherigen Fehlbelastungen erlangen und werden Ihre Behandlung in die eigenen Hände nehmen können. Sie müssen schließlich erkennen, was Ihnen guttut, wann Ihre Stimme belastet ist und wann sie sich wieder entspannt und wohlfühlt. Stück für Stück wird Ihr Therapeut Sie dahin bringen, der Fachmann für Ihre eigene Stimme zu werden und die Verantwortung dafür selbst zu übernehmen. Dann sind Sie auf dem besten Wege, die Behandlung erfolgreich abzuschließen und mit Ihrer Stimme gemeinsam neue Ausdruckswege zu beschreiten. Aber gehen Sie diesen wichtigen Schritt nicht ohne einen fachkundigen und erfahrenen Begleiter, der Ihnen die richtige Richtung weist.

Sollten Sie aber von Ihrem Arzt die Rückversicherung erhalten, dass Sie selbst erst einmal versuchen können, mit Ihrer Stimme zu arbeiten, dann können Sie sich jetzt in den kommenden Kapiteln auf einen Entdeckungspfad mit Ihrer Stimme machen und vielleicht auch zu Hause einige interessante Erfahrungen machen. Lernen Sie Ihr Kommunikationsmittel und seine Begleiter genauer kennen, probieren Sie sie aus und erfreuen Sie sich vielleicht an einigen neuen Erkenntnissen und Ausdrucksmöglichkeiten. Viel Vergnügen!

Wer spielt mit? – 6 Freunde müsst ihr sein!

Wollen wir uns nun einen Übungsplan erstellen, mit dem wir unsere Stimme genauer kennenlernen und ein wenig trainieren wollen, um ihren Einsatzbereich zu erweitern, dann müssen wir verschiedene Bereiche unseres Körpers mit einbeziehen. Schwerpunktmäßig beschäftigen wir uns mit 6 Aspekten. Dabei dürfen wir diese 6 Bereiche in keinem Fall isoliert voneinander betrachten, sondern sie müssen als eine Einheit erfasst werden. Jeder der Bereiche nimmt Einfluss auf alle anderen, ist einer der Bereiche beeinträchtigt, erfahren auch die anderen Einschränkungen, arbeiten wir mit einem Aspekt, arbeiten wir fast immer auch mit den anderen und fassen den einen nur zusätzlich in besonderem Maße ins Auge. Stimme ist eine unverbrüchliche Einheit, die nur selten durch Korrektur einer einzelnen Komponente „geheilt" werden kann (vergl. z. B. Haupt).
Bitte behalten Sie diese Überlegungen bei den weiteren Schritten immer im Kopf, damit Sie auch bei den Übungen, die sich nicht direkt auf die Stimme oder das Sprechen beziehen, versuchen wahrzunehmen, welchen Einfluss sie auf das Gesamtphänomen „Stimme" haben.

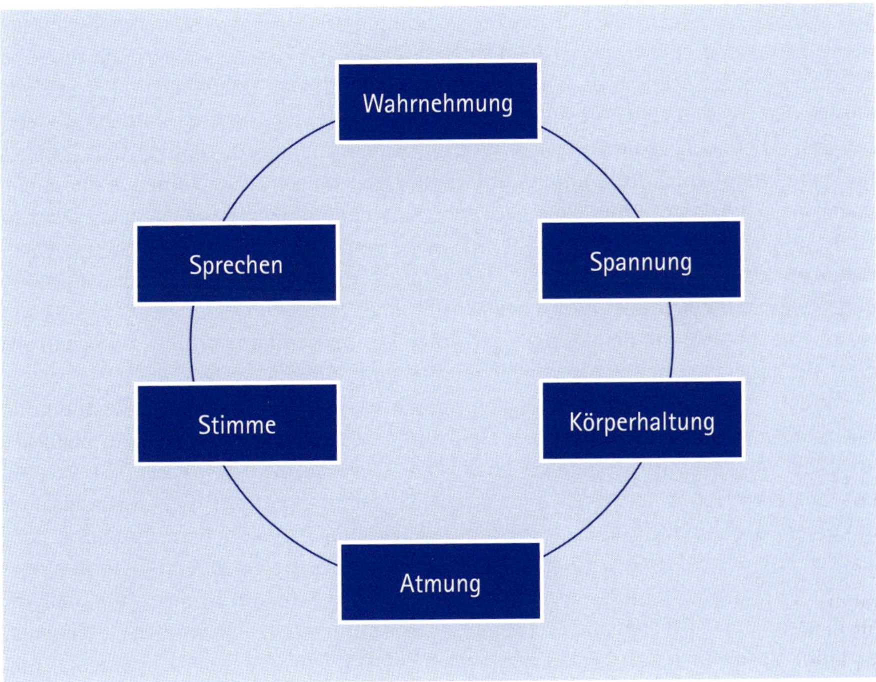

Die Wahrnehmung

Wahrnehmung spielt bei der Arbeit mit der Stimme eine fundamentale Rolle. Ein wichtiger Satz in der Stimmarbeit lautet: „Stimme darf überlastet werden, wenn sie danach zuverlässig Entlastung erfährt". Was bedeutet das konkret? Wenn wir uns an die einleitenden beispielhaften Schilderungen aus verschiedenen Berufen erinnern, so lässt sich denken, dass an manchen dieser Situationen nicht viel zu ändern sein wird. Wir können von 6-jährigen Kindern nicht erwarten, dass sie ruhig auf ihren Plätzen sitzen und keine Geräusche produzieren, damit unsere Stimmen geschont werden. Mit dieser äußeren Bedingung wird jeder Lehrer leben müssen. Man wird akzeptieren müssen, dass die Lehrerstimme in dieser Hinsicht regelmäßig überlastet wird. So weit die schlechte Nachricht. Die gute lautet: Das ist in vielen Fällen nicht schlimm, da es Möglichkeiten gibt, andere äußere Bedingungen zum Positiven hin zu verändern, und der Lehrer – wie jeder andere Sprechberufler auch – die Möglichkeit hat, die Stimme nach der Überlastung wieder zu entspannen und die Belastung angemessen auszugleichen. Das Problem dabei lautet allerdings oft genug: „Wann brauche ich Entlastung?" Für die meisten Berufssprecher wird die Überlastung der Stimme zum Alltag, zu einer normalen Situation. Sie wird nicht mehr als Überlastung wahrgenommen. Damit wird auch die Notwendigkeit nach Entlastung nicht mehr erkannt und oft genug vertan. Dies führt dann zu einer dauerhaften Überanstrengung der Stimme, die in Erkrankungen münden kann. Zentrales Element einer Stimmgesundheit ist also nicht die permanente Entlastung der Stimme – die oft genug illusorisch wäre –, sondern die zeitnahe Entspannung der Stimme nach Überbelastung. Um dies zu ermöglichen, müssen wir unsere Wahrnehmung schulen. Wir müssen (wieder) lernen, unseren Körper aktiv und bewusst zu erleben, seine Veränderungen zu spüren, zu merken, wann er sich belastet fühlt und wann wir Entspannung nötig haben. Wir müssen auch lernen wahrzunehmen, was uns belastet. Oft wird in diesem Zusammenhang das Gegensatzpaar von Eustress und Disstress genannt. Es gibt eine Sorte von Stress, die wir als positiv erleben. Wenn wir eine Aufgabe als positive Herausforderung sehen, an der wir uns erproben und beweisen können, der wir uns gewachsen sehen, von deren erfolgreichem Ausgang wir überzeugt sind und die uns auch inhaltlich mit Befriedigung erfüllt, so erleben wir diese Aufgabe auch bei einem sehr hohen Zeit- und Arbeitsaufwand meist als positiv. Sie belastet uns nicht, sondern bringt uns Begeisterung und persönliche Bestätigung. Wir erleben zwar Stress in Form von Zeit und Arbeit, aber wir erbringen diesen Aufwand gerne. Dieser Stress kann als positiver Eustress bezeichnet werden. Wir können uns ihm relativ lange aussetzen, ohne ernsten Schaden zu nehmen. Sehen wir uns aber mit einer Aufgabe konfrontiert, die wir nur widerwillig erledigen, deren Sinn uns nicht klar ist, von deren Erfolg wir nicht überzeugt sind oder die ein Übermaß an Anstrengung und Einsatz erfordert, so schlägt dieser positive Stress in Disstress um, den wir als negativ und körperlich und seelisch belastend empfinden. Sind wir diesem Disstress zu lange ausgesetzt, kann es zu deutlichen Belastungen und auch körperlichen und seelischen Symptomen und Reaktionen kommen. Dies kann von Verspannungen bis zu Burn-out reichen und ärztlicher Behandlung bedürfen. Oft wird diese Belastung aber negiert, nicht mehr wahrgenommen, sodass Gegenmaßnahmen zu spät oder gar nicht ergriffen werden. Dies gilt in gleicher Form auch für die Stimme. Es gibt stimmliche Leistungen, die belastender sind als andere, obwohl die reine Leistung dieselbe ist. Langes Singen im Chor kann ähnlich anstrengend sein wie eine Unterrichtsstunde mit einer lebhaften Klasse. Dennoch wird das Singen oft als weniger belastend erlebt als der Unterricht. Umso wichtiger ist es, diese Belastungen bewusst wahrzunehmen, sie sich einzugestehen, die Veränderungen, die damit einhergehen, zu beobachten und nach der Belastung Gegenmaßnahmen einzuleiten. Dies gilt prinzipiell sowohl für den Eustress als auch für den Disstress, in besonderer Weise aber natürlich für Letzteren. Um diese Wahrnehmung für die Befindlichkeiten Ihres Körpers und seine Veränderungen zu stärken, möchte ich Ihnen eine erste Übung vorschlagen. Ich möchte Sie gerne auf eine Reise durch Ihren Körper mitnehmen. Dabei werde ich Ihnen Fragen stellen, die Ihre Aufmerksamkeit auf bestimmte Teile oder Positionen Ihres Körpers lenken sollen. Beobachten Sie sich dabei und versuchen Sie, Ihre aktuelle Situation, Befindlichkeit und mögliche Veränderungen bewusst zu erleben. Leider gibt es bei dieser Übung ein organisatorisches Problem. Sie können sie nicht mit dem Buch in der Hand durchführen. Ich würde Ihnen daher gerne drei unterschiedliche Möglichkeiten vorschlagen. Entweder Sie finden einen freundlichen Mitmenschen, der Ihnen die folgenden Anweisungen vorliest und Sie langsam und ruhig durch die Übung führt, oder Sie sprechen sich den Text selbst auf einen Tonträger. Außerdem können Sie den gesprochenen Text als Datei im Internet unter der folgenden Adresse herunterladen: http://www.schulz-kirchner.de/logopaedie/downloadsl.htm. Wichtig ist in jedem Fall, dass Sie sich etwa 10 Minuten Zeit nehmen, in denen Sie ungestört sind. Stellen Sie das Telefon ab und wählen Sie eine Zeit, in der vermutlich niemand an der Haustür klingelt. Hören Sie begleitend ruhige Musik, legen Sie sich bequem auf den Rücken, stützen Sie Kopf, Rücken oder Beine nach Bedarf, legen Sie die Arme locker neben den Körper und die Beine lang gestreckt auf die Unterlage. Versuchen Sie, ruhig zu atmen, nehmen Sie sich etwas Zeit, um in die richtige, entspannte Stimmung zu kommen, schließen Sie nach Möglichkeit die Augen und starten Sie den Text.

Übung 1:

Legen Sie sich bequem auf die Unterlage, atmen Sie entspannt und locker ein und aus und schließen Sie nach Möglichkeit Ihre Augen. Wir wollen nun eine Reise durch Ihren Körper unternehmen. Versuchen Sie, dabei Ihren Körper wahrzunehmen und auf einige Veränderungen zu achten. Wir beginnen die Reise am Kopf. Begeben Sie sich nun in Gedanken an die Hinterseite Ihres Kopfes. Spüren Sie, wo Ihr Kopf auf der Unterlage aufliegt und wie groß die Auflagestelle ist. Spüren Sie das Gewicht Ihres Kopfes auf der Unterlage. Nehmen Sie wahr, ob der Kopf gerade liegt oder vielleicht nach einer Seite etwas gedreht ist. Wandern Sie nun in Gedan-

ken über die Rückseite Ihres Kopfes in den Nacken hinein. Spüren Sie, ob es eine Stelle Ihres Nackens gibt, die keinen Kontakt zur Unterlage hat. Erfahren Sie, ob es in Ihrem Nacken Verspannungen gibt, ob Muskeln auf der einen Seite des Nackens stärker angespannt sind als auf der anderen. Versuchen Sie, den Nacken weiter zu entspannen und dadurch das Gewicht Ihres Kopfes auf der Unterlage weiter zu erhöhen. Wandern Sie nun weiter in Ihre Schultern. Spüren Sie, ob sich beide Schultern gleich anfühlen. Liegen beide Schultern auf einer Höhe oder ist eine Schulter höher gezogen als die andere? Haben beide Schultern das gleiche Gewicht? Wie liegen die Schultern auf der Unterlage auf? Wie groß ist die Auflagefläche? Nun wandern Sie weiter in Ihre Arme hinein, nehmen Sie das Gewicht der Arme auf der Unterlage wahr. Liegen die Arme gleichmäßig auf der Unterlage oder ist ein Arm anders gelagert als der andere? Sind die Arme gedreht und wenn, sind beide Arme gleich gedreht? Zeigen die Handflächen nach oben oder ist der Handrücken der Decke zugekehrt? Wie warm sind Ihre Arme und Hände? Haben beide Arme und beide Hände die gleiche Temperatur? Wie schwer fühlen sich die Arme auf der Unterlage an? Nehmen Sie sich ein wenig Zeit, um diese Aspekte zu erspüren. Wandern Sie nun die Arme wieder hinauf in die Schultern und begeben Sie sich in den Rücken hinein. Erspüren Sie, wo Ihr Rücken auf der Unterlage aufliegt und wo er keinen Kontakt zur Unterlage hat. Ist Ihr Rücken entspannt oder gibt es Teile Ihres Rückens, in denen Sie Anspannungen oder Verspannungen fühlen können? Versuchen Sie, die Wirbelsäule langsam Wirbel für Wirbel hinunter zu wandern und jeden einzelnen Wirbel wahrzunehmen und ihn in seiner Lage zu den anderen zu orten. So gelangen Sie langsam hinunter in Ihren Beckenbereich. Versuchen Sie zu erspüren, ob Ihr Becken gerade liegt oder ob eine Seite höher gezogen ist als die andere. Gehen von hier Anspannungen aus, die in den Rücken oder die Beine strahlen? Wandern Sie nun die Beine hinunter und nehmen Sie abermals wahr, wo Ihre Beine Kontakt zur Unterlage haben. Wie schwer sind Ihre Beine? Wie warm sind die Beine und die Füße? Sind die Beine nach außen oder nach innen gedreht? Zeigen Ihre Kniescheiben direkt zur Decke oder nach außen oder nach innen? Können Sie spüren, wie zwischen den Kniekehlen und der Unterlage ein Zwischenraum entsteht? Wenn Sie nun in Ihren Füßen angekommen sind, erspüren Sie jeden einzelnen Zeh, ohne ihn zu bewegen. Lassen Sie Ihre Gedanken in jeden einzelnen Zeh hinein wandern und versuchen Sie, die Spannung in den Zehen wahrzunehmen. Erspüren Sie auf die gleiche Weise nun auch die Fußsohle. Nehmen Sie sich ausreichend Zeit für diese Körperregion. Wenn Sie so weit sind, lassen Sie Ihre Gedanken über die Vorderseite der Beine wieder nach oben wandern. Spüren Sie die Schienbeine, die Kniescheibe, die Oberschenkel und ruhen Sie mit Ihren Gedanken in Ihrem unteren Bauchraum etwas aus. Fühlen Sie, wie sich der Bauch mit der Einatmung sanft hebt und mit der Ausatmung ebenso sanft wieder senkt. Sicher spüren Sie diese Bewegung sehr deutlich im Bauch. Versuchen Sie einmal herauszufinden, wo Sie die Atembewegung noch erfühlen können. Spüren Sie sie an den Seiten?

Am unteren Rücken? Am oberen Rücken? Oder auch im Brustkorb? Versuchen Sie einmal herauszufinden, aus welchen Teilen sich Ihre Atmung zusammensetzt. Wie lang sind diese einzelnen Phasen der Atmung? Welches ist die längste Phase und welches die kürzeste? Nehmen Sie sich einige Atemzüge Zeit, diese Phasen genau zu erfahren. Versuchen Sie, die Atmung dabei nicht zu verändern, sondern einfach nur zu beobachten. Nichts, was Sie jetzt beobachten, ist falsch oder müsste korrigiert werden. So, wie Ihre Atmung abläuft, ist es richtig. Wandern Sie nun in Gedanken weiter nach oben durch den Brustkorb und den Hals in den Mundraum und die Nase. Spüren Sie, wie die kühle Atemluft in die Nase strömt, durch den Hals fließt, die Lungen füllt und schließlich angewärmt durch die Nase wieder ausströmt. Nehmen Sie auch in dieser Region Ihres Körpers die Atmung eine Weile wahr. Nun fühlen Sie bitte genauer in Ihren Mundraum hinein. Wo befindet sich Ihre Zunge? Liegt die Zunge mit ihrer ganzen Länge oben am Gaumen, berührt nur ihr vorderer Teil den oberen Gaumen oder liegt die ganze Zunge unten im Mundboden? Und wie ist die Lage Ihres Unterkiefers? Berühren sich die oberen und die unteren Zähne oder hält der Unterkiefer Abstand zum Oberkiefer? Nachdem Sie nun auch Ihren Mundraum näher beobachtet haben, begeben Sie sich in Gedanken noch einmal in Ihre Beine. Nehmen Sie noch einmal Ihre beiden Beine wahr. Spüren Sie die Temperatur und das Gewicht der Beine. Fühlen sich beide Beine etwa gleich an? Lassen Sie nun das linke Bein ruhig und ohne Anspannung liegen und konzentrieren Sie sich auf das rechte Bein. Stellen Sie sich vor, am rechten Knie sei ein Bändchen befestigt, das Ihr Knie zur Decke zieht. Das Knie hebt sich und bewegt sich in Richtung Decke, während die rechte Ferse über den Boden gezogen wird, bis der Fuß gerade auf dem Boden aufsteht, das Bein aufrecht steht und das Knie vollständig zur Decke zeigt. Strecken Sie nun den Fuß zur Decke hinauf und strecken und dehnen Sie das rechte Bein so kräftig es geht, ohne Beschwerden zu verursachen. Halten Sie das Bein so einige Sekunden angespannt in Richtung Decke. Lassen Sie nun langsam den Fuß wieder auf den Boden zurücksinken und über den Boden nach unten gleiten, bis das Bein wieder ganz gerade und entspannt auf dem Boden aufliegt. Nehmen Sie nun wieder beide Beine im Vergleich wahr. Hat sich im rechten Bein etwas an der Temperatur- oder der Gewichtsempfindung verändert?

Machen Sie nun die gleiche Übung auch mit dem linken Bein.

Wenn nun beide Beine wieder entspannt auf dem Boden liegen, vergleichen Sie wieder die Temperatur und das Gewicht der beiden Beine miteinander.
Bleiben Sie nun noch ein wenig – so lange Sie möchten – entspannt liegen und genießen Sie die Ruhe. Wenn Sie so weit sind, wieder „aufzuwachen", bringen Sie Spannung in Ihre Hände, ballen Sie die Fäuste, spannen Sie die Arme und die Beine an und strecken Sie sich wie eine Katze nach dem Aufstehen. Drücken Sie Ihren

Rücken durch und strecken Sie den Hals, drehen Sie den Kopf vorsichtig. Gähnen Sie kräftig und entspannt und lassen Sie dabei Luft tief in Ihre Lungen strömen. Öffnen Sie die Augen und nehmen Sie Ihre Umgebung wieder vollständig zur Kenntnis. Sicherheitshalber sollten Sie sich bei Rückenproblemen zunächst auf die Seite drehen und dann aus der seitlichen Position heraus langsam aufstehen. Auch im Stehen kann es gut tun, sich noch einmal richtig zu strecken und zu dehnen. Die Übung ist nun beendet.

Was haben Sie dabei erfahren und was sollten die ganzen Fragen zwischendurch? Die meisten Fragen nach Lage, Kontakt zur Unterlage oder zu Gewicht und Temperatur sollten Sie tatsächlich lediglich anregen, über die Befindlichkeiten Ihres Körpers nachzudenken und diese überhaupt erst einmal wahrzunehmen. Einige Fragen jedoch hatten einen konkreteren Hintergrund und können Ihnen vielleicht Anregungen für weitere Beobachtungsaufgaben und Übungen geben. Zunächst habe ich Sie gebeten, Ihre Atemphasen, deren Länge und den Ort der Wahrnehmung zu erfühlen. Hierauf kommen wir im Kapitel zur Atmung zurück. Zwei weitere wichtige Fragen bezogen sich auf die Lage Ihrer Zunge und Ihres Unterkiefers. Diesen beiden Fragen wollen wir weiter nachgehen.
Betrachten wir zunächst die Zunge. Unser Mund wird nach unten durch den Mundboden, nach vorne durch die Zahnreihen bzw. die Lippen und nach oben durch den Gaumen begrenzt. Nach hinten schließt sich der Rachen an. Die Zunge hat nun im Wesentlichen 3 Möglichkeiten, sich in den Mund zu legen. Sie kann

1. mit ihrer ganzen Länge oben am Gaumen liegen,
2. mit nur einem Teil – meist dem vorderen Drittel – am Gaumen liegen oder
3. vollständig am Mundboden liegen.

Keine dieser Haltungen muss man als „falsch" im engeren Sinn bezeichnen, jedoch gibt es Vorzüge einiger Haltungen gegenüber Nachteilen der anderen. Der Grund dafür liegt in der Entstehung von Spannungen durch einige Haltungen. Legen wir unsere Zunge ganz nach oben an den Gaumen, ist dies oft mit Anspannungen verbunden. Diese übertragen sich unter Umständen auf die Muskulatur des Kehlkopfes und können so bereits bestehende Probleme verstärken. Eine ganz am Mundboden liegende Zunge ist meist vollkommen entspannt und wirkt sich somit nicht negativ auf den Kehlkopf aus. Jedoch mag diese Haltung auch an einem zu geringen Maß an Spannung liegen, das mit manchen Störungsbildern im Bereich der Stimme einhergeht. In der Regel wird daher die 2. Haltung bevorzugt, bei der die Zunge mit ihrem vorderen Drittel oder auch nur der Spitze am vorderen Gaumen, an den sogenannten „Alveolen" – genau hinter den oberen Schneidezähnen anliegt.
Einen ähnlichen Hintergrund hat die Frage nach der Lage Ihres Unterkiefers. Den Oberkiefer können wir nicht separat bewegen, daher entscheidet die Lage des Unterkiefers

über Spannung oder Entspannung. Fühlen wir uns gestresst, unter Druck oder Belastung, so versucht unser Körper, Kompensationen dagegen zu entwickeln, um die psychische oder seelische Anstrengung auf körperlicher Ebene auszugleichen. Dies geschieht oft auch durch zusammengebissene Zähne. Viele Menschen kennen das Phänomen des „Zähnemahlens" während der Nacht in diesem Zusammenhang. Durch das Zusammenbeißen der Zahnreihen wird ein enorm hoher Druck im Kiefer erzeugt, der – ebenso wie Spannungen im Bereich der Zunge – Auswirkungen auf die Muskeln des Kehlkopfes hat. Je stärker der Druck im Kiefer, desto stärker der Zug an der äußeren Kehlkopfmuskulatur, der sich negativ auf die Funktion der Stimme auswirken kann.

Machen wir dazu einen kleinen Selbstversuch:
Setzen Sie sich bitte entspannt und bequem zurückgelehnt in ihren Lieblingsstuhl. Atmen Sie locker und versuchen Sie, den leicht vorstehenden Teil Ihres Kehlkopfes im Hals zu finden. Wenn Sie die Hand unter den Unterkiefer an den Hals legen, befindet sich diese sogenannte „Inzisur" etwa 2 Fingerbreit unterhalb des Unterkiefers. Sie sollten ein kleines Dreieck fühlen, das sich leicht – bei den Herren auch etwas stärker – vorwölbt. Man bezeichnet diese Stelle auch als „Adamsapfel". Sie liegt vorne am größten Knorpel Ihres Kehlkopfes. Legen Sie Ihren Zeigefinger vorsichtig an diese Stelle. Schlucken Sie vor der Übung einmal und während der Übung nach Möglichkeit nicht mehr. Lassen Sie nun Ihren Unterkiefer so entspannt wie möglich heruntersacken und legen Sie Ihre Zunge locker in den Mundboden. Das ist – sicherheitshalber noch einmal kurz wiederholt – die Ausgangslage:

- *Finger vorsichtig an der „Inzisur"*
- *Unterkiefer hängt locker herunter*
- *Zunge liegt am Mundboden*

Führen Sie nun die folgenden Schritte nacheinander aus und beobachten Sie, was dabei mit der „Inzisur" geschieht:

1. *Drücken Sie die Zungenspitze vorne nach oben an den Gaumen*
2. *Drücken Sie die ganze Zunge deutlich oben an den Gaumen*
3. *Beißen Sie die Zähne zusammen*

Was ist während dieser drei Schritte passiert? Im optimalen Fall haben Sie erspüren können, wie die „Inzisur" mit jedem der drei Schritte ein winziges bisschen nach oben gewandert ist.
Entspannen Sie nun wieder. Lassen Sie die „Inzisur" los, lassen Sie den Unterkiefer wieder fallen und legen Sie die Zunge wieder in eine Ihnen angenehme Position.
Was verrät uns nun diese Übung? Unser Kehlkopf nimmt im Hals eine bestimmte Position ein, die durch die ihn umgebende Kehlkopfmuskulatur bestimmt wird. Die Spannung, mit der der Kehlkopf gehalten und in seiner Position bestimmt wird, wird durch die Spannung dieser Muskulatur festgelegt. Diese Muskulatur wieder-

um wird beeinflusst durch Spannungsverhältnisse in anderen benachbarten Muskelgruppen, wie Atmungsmuskulatur, Schulter- oder Rückenmuskulatur oder eben auch der Kiefer- und Halsmuskulatur. Wenn wir also Spannung in der Zunge oder den Kiefern erzeugen, beeinflussen wir damit auch die Spannung in der Kehlkopfmuskulatur. Dies bewirkt, dass im Kehlkopf selbst Spannung erzeugt wird, die sich – wenn die Stimme bereits Einschränkungen oder Belastungen ausgesetzt ist – weiter negativ verstärkend auf die Stimmqualität auswirken kann. Dabei gilt vor allem im Regelfall, dass eine Aufwärtsbewegung des Kehlkopfes – wie wir sie gerade während der Übung erfahren haben – mit einer solchen Spannung verbunden ist. Ziel vieler Stimmübungen ist daher eine lockere Tiefstellung des Kehlkopfes und ein entspanntes Schwingen des Kehlkopfes während des Sprechens. Wichtig ist allerdings, dass wir nun nicht versuchen, unseren Kehlkopf bewusst nach unten zu ziehen. Dies wäre mit einem ebenso schädlichen Maß an Spannung verbunden wie das Hochziehen. Es geht vor allem um eine lockere und entspannte, individuell physiologische Stellung des Kehlkopfes.

Was lernen wir nun aus den Übungen?
Die Position von Zunge und Unterkiefer kann durch das Maß an innerer oder äußerer Spannung oder Belastung beeinflusst werden. Diese Spannung wirkt sich auf die Spannung im Kehlkopf und damit auf die Stimme aus. Wollen wir unseren Kehlkopf und unsere Stimme entlasten, sollten wir darauf achten, dass in den sie umgebenden Muskelgruppen, also auch in Zunge und Unterkiefer möglichst wenig Spannung entsteht.
Selbstverständlich gibt es noch unzählige weitere Übungen, um die Wahrnehmung unseres Körpers zu schulen und weiter zu vertiefen. Entsprechende Literatur kann Ihnen weiter helfen. Für uns soll als wichtige Erkenntnis Folgendes bleiben:

- Unser Körper verändert sich beständig durch innere und äußere Anspannung, Entspannung, Verspannung und Erschlaffung.
- Physische und psychische, seelische und geistige Aspekte wirken sich auf die Spannungsverhältnisse im Körper aus.
- Spannungsverhältnisse in verschiedenen Muskelgruppen unseres Körpers haben Auswirkungen auf unseren Kehlkopf und damit unsere Stimme.
- Wir nehmen Anspannungen in unserem Körper nicht unbedingt wahr.
- Wir müssen lernen, die Situation in unserem Gesamtkörper und im Zusammenspiel verschiedener Regionen unseres Körpers zu spüren, damit wir Verspannungen rechtzeitig erfühlen und ihnen angemessen begegnen können.
- Diese Notwendigkeit bezieht sich nicht nur auf körperliche, sondern auch auf psychisch-seelische Aspekte.

Im Folgenden wollen wir uns nun genauer den Bereichen der Spannung bzw. Entspannung und der Eutonie widmen.

Die Spannung

Wenn wir das Wort „Spannung" hören, denken die meisten von uns sicher zunächst an Überspannung, an Verspannung. In unserer heutigen Zeit, in der viele Menschen unter Stress und Leistungsdruck stehen und arbeiten müssen und in der auch die Freizeit immer häufiger von Terminen und Anforderungen bestimmt wird, reagiert unser Körper vermehrt mit Verspannungen in unterschiedlichen Regionen. Dies kann sich in Rückenschmerzen, Kopfschmerzen oder eben auch in Verspannungen in den Bereichen des Halses und Kehlkopfes und damit in der Stimme zeigen. Oft hilft hier schon eine Massage oder eine kurze „Auszeit". Ein Nachmittag in einer Wellnessoase oder Sauna ohne Handy und drängende Termine wirkt manchmal Wunder. Auch hier gilt, dass wir uns unserer Überanstrengung bewusst werden müssen. Horchen wir gelegentlich in uns hinein und versuchen wir, herauszufinden, ob wir eine Pause nötig haben. Spannung muss aber nicht notwendigerweise immer Überspannung bedeuten. Es gibt auch Störungen im stimmlichen Bereich, die durch ein Untermaß an Spannung gekennzeichnet sind. Meist gehen diese Beeinträchtigungen mit einer leisen, verhauchten, wenig steigerungsfähigen und eingeschränkt tragfähigen Stimme einher. Manchmal bezieht sich diese Erscheinung dann nicht nur auf die Stimme, sondern auch auf den Stimmträger. Da Stimme oft Ausdruck einer inneren Befindlichkeit ist, zeigt sich bei einer kraftlosen Stimme häufig auch ein sehr geringes Spannungsmaß bei ihrem Besitzer. Insgesamt geht es bei dem Thema „Spannung" also nicht nur um eine Verringerung von Spannung, sondern gelegentlich auch um eine Anhebung. Im Ganzen kann man sagen, dass das Ziel einer jeden Spannungs- oder „Tonus"-arbeit darin liegt, ein gutes Mittelmaß an Spannung herzustellen, die sogenannte „Eutonie". Dies bedeutet, dass weder eine völlige Erschlaffung noch eine totale Verspannung erwünscht sind. Wie so oft macht auch hier die Menge den Unterschied. Ein gutes Mittelmaß ist entscheidend. Bitte beachten Sie, dass auch die Eutonie keine feststehende Größe ist. Sie ist variabel wie die Spannung selbst und abhängig von der Situation, in der wir uns befinden. Sitzen wir entspannt in einem Sessel und lesen ein gutes Buch, benötigen wir ein geringeres Maß an Spannung, als wenn wir einen 100-Meter-Lauf bewältigen wollen. Aber auch beim Sitzen im Sessel ist keine vollkommene Erschlaffung erwünscht, wie auch der Lauf durch ein zu hohes Maß an Verspannung behindert wird. Für beides benötigen wir ein Optimum an Spannung – eben Eutonie – situativ angepasst.

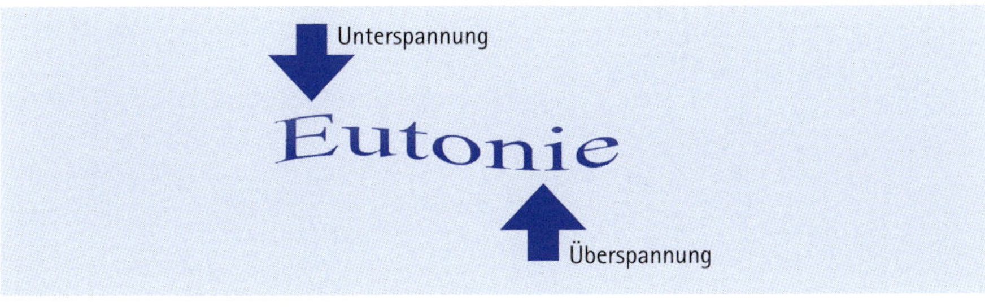

Um diesen Spannungsausgleich näher zu erfahren, wollen wir im Folgenden einige Übungen kennenlernen.

1. Übung:

Grundposition: *Stehen Sie bequem auf einer festen Unterlage. Achten Sie darauf, dass Sie relativ flache Schuhe tragen. Drücken Sie die Knie nicht nach hinten durch, da dadurch die Gefahr entsteht, dass Sie in der Hüfte abknicken und in ein Hohlkreuz verfallen.*

Was nun? *Stellen Sie sich vor, Sie wollten in einer hoch hängenden Lampe eine Glühbirne wechseln. Strecken Sie Ihren ganzen Körper so weit es geht nach oben in Richtung Decke. Die Finger sind unter Spannung ganz gerade zur Decke gerichtet, die Arme strecken sich weit nach oben über den Kopf. Der Kopf kann leicht nach hinten gebeugt sein, sodass Sie den Blick etwas nach oben richten. Die Schultern recken sich nach oben und versuchen, die Arme noch etwas zu verlängern. Sie haben den Rücken stark gestreckt und um noch etwas größer zu werden, stehen Sie auf den Zehenspitzen. Jeder Muskel in Ihrem Körper ist angespannt und bemüht, Sie so groß wie möglich werden zu lassen. Halten Sie diese Stellung einige Sekunden.*

Und nun? *Beginnen Sie nun von oben an, den Körper zu entspannen. Zuerst lockern Sie die Finger, dann die Handgelenke. Die Finger beugen sich von alleine und die Hände fallen so weit nach unten, dass die Handflächen in Richtung Teppich zeigen. Nun entspannen Sie die Muskulatur in den Ellenbogen und lassen die Unterarme fallen. Anschließend entspannen Sie die Oberarme. Beide Arme hängen nun locker neben dem Körper. Entspannen Sie nun die Hals- und Schultermuskulatur, sodass der Kopf langsam nach vorne in Richtung Brust fallen kann. Vermeiden Sie ruckartige Bewegungen, lassen Sie den Kopf langsam nach vorne gleiten. Konzentrieren Sie sich nun auf Ihre Wirbelsäule. Lassen Sie den Rücken Wirbel für Wirbel nach vorne abrollen und entspannt nach vorne gleiten. Wenn Ihr Rücken so weit wie möglich abgerollt ist, wippen Sie leicht in den Knien und lassen Sie Arme und Kopf dabei entspannt mitschwingen. Halten Sie auch diese Position für einige Momente.*

Und nun? *Bringen Sie nun wieder leichte Spannung in Ihre Beine, insbesondere die Knie, sodass Sie einen festen Stand einnehmen. Richten Sie nun langsam Ihren Rücken Wirbel für Wirbel wieder auf, bis Sie stehen. Der Kopf ist dabei weiter entspannt nach vorne gebeugt. Erst wenn der Rücken wieder gerade geworden ist, stellen Sie auch Ihren Kopf langsam wieder in eine aufrechte Position und nehmen als Letztes Ihre Schultern wieder leicht nach hinten, sodass die Arme wieder gerade neben dem Körper hängen. Die Übung ist damit beendet.*

Was können wir mit dieser Übung erreichen? Sie durchleben dabei die Extrembereiche der Anspannung (am Anfang), der Entspannung (am Ende der Abwärtsbewegung) und – mit etwas Glück – die Eutonie (am Ende der Übung). Eutonie lässt sich am besten durch den direkten Wechsel zwischen An- und Entspannung erleben und herstellen. Oftmals erleben Menschen ihre Verspannungen am deutlichsten dadurch, dass die Anspannungen an bestimmten Regionen noch gesteigert und dann bewusst entspannt werden. Erst durch den Wechsel der Spannungszustände wird der Spannungszustand klar und kann zukünftig gezielter beobachtet und verändert werden.
Aus diesem Prinzip der An- und Entspannung ist die Progressive Relaxation (PR) nach Jacobson entstanden. Auch hierzu gibt es gute Übungsbücher, mit denen man die ganze Bandbreite dieser sehr guten Entspannungstechnik erlernen kann. Wir beschränken uns auf einige Beispiele, mit deren Hilfe Sie gezielt einige Muskelgruppen in ihrer Spannung erfahren und beeinflussen können. Insgesamt kann die Progressive Relaxation als Entspannungstechnik sehr empfohlen werden. Gerade Menschen, denen z. B. das Autogene Training als zu aktionslos schwerfällt, erleben oft eine sehr befriedigende Entspannung mit der PR.

2. Übung:
(auch diesen Text können Sie als gesprochene Dateiversion unter folgender Adresse herunterladen: http://www.schulz-kirchner.de/logopaedie/downloadsl.htm)
Grundposition: *Sie können sich für die Übung bequem hinlegen oder auch entspannt in einen Sessel setzen. Wenn Sie liegen, sollten Ihre Beine gerade auf der Unterlage und die Arme neben dem Körper liegen. Wenn Sie sitzen, schlagen Sie die Beine nicht übereinander, sondern stellen Sie die Füße mit leichtem Abstand parallel nebeneinander. Die Hände können Sie locker auf die Oberschenkel legen, sodass die Arme entspannt am Körper ruhen. Wählen Sie eine Zeit, zu der Sie ungestört sind, versuchen Sie sich so weit wie möglich von den Gedanken des Alltages zu lösen, atmen Sie tief und entspannt und schließen Sie die Augen.*

Was nun? *Wir wollen uns nun auf einzelne ausgewählte Muskelgruppen des Körpers konzentrieren und sie nacheinander für einige Zeit (5-7 Sek.) anspannen und wieder entspannen (20-30 Sek.). Wir beginnen mit der rechten Faust. Ballen Sie die rechte Faust. Ballen Sie sie noch fester. Beobachten Sie die Spannung. Halten Sie die Faust geballt und fühlen Sie die Spannung in der rechten Faust, in der Hand, im Unterarm. Und nun entspannen Sie die rechte Faust. Lassen Sie die rechte Hand und die Finger locker werden und beobachten Sie den Unterschied. Lassen Sie sich vollkommen gehen und versuchen Sie sich so weit wie möglich zu entspannen. Nun noch einmal: Spannen Sie die rechte Faust ganz fest, halten Sie die Spannung und versuchen Sie, sie noch ein wenig zu steigern. Halten Sie die Faust ganz gespannt und beobachten Sie diese Spannung. Und nun lassen Sie die Spannung los, entspannen Sie die Hand vollkommen und beobachten Sie diese Entspannung und den Unterschied zur Anspannung.*

Nun machen Sie das Gleiche mit der linken Hand. Ballen Sie die linke Hand zur Faust und halten Sie diese Spannung einige Sekunden. Versuchen Sie, die Spannung noch etwas zu steigern und beobachten Sie die Entwicklung der Spannung in der linken Hand. Und nun wieder entspannen. Lassen Sie die linke Hand ganz locker werden. Entspannen Sie die Finger, jedes einzelne Glied, die Handfläche, das Handgelenk. Lassen Sie alle vorherige Anspannung los. Genießen Sie die Entspannung und beobachten Sie, wie die Entspannung immer größer und tiefer wird. Und noch einmal wird die linke Hand ganz fest angespannt. Ballen Sie Ihre Faust ganz kräftig und halten und beobachten Sie diese Spannung in Hand und Unterarm. Lassen Sie die Spannung nun wieder los und entspannen Sie. Überlassen Sie sich ganz dieser Entspannung, beobachten Sie die Entwicklung der Entspannung der Hand und versuchen Sie, sie noch größer werden zu lassen. Genießen Sie den Unterschied zwischen der Anspannung vorher und der Entspannung jetzt.

Ballen Sie nun einmal beide Fäuste ganz fest und halten Sie die Spannung für einige Sekunden. Beobachten Sie die Spannung in beiden Händen und versuchen Sie, sie vielleicht noch ein wenig zu steigern. Nun lassen Sie die Hände wieder locker auf die Unterlage gleiten. Lassen Sie alle Anspannung los und entspannen Sie die Hände vollkommen. Beobachten Sie den Unterschied zwischen der Anspannung vorher und der Entspannung nun. Genießen Sie diesen Zustand und versuchen Sie, die Entspannung noch etwas zu vertiefen.

Beugen Sie nun die Ellenbogen und spannen Sie die Oberarme an so fest Sie können. Spannen Sie sie noch fester und beobachten Sie diese Spannung. Entspannen Sie nun die Oberarme, lassen Sie die Arme wieder auf die Unterlage gleiten und entspannen Sie die Arme so vollkommen wie möglich. Beobachten Sie den Unterschied und die Entwicklung der Entspannung. Spannen Sie die Oberarme noch einmal ganz fest. Beugen Sie die Arme und steigern Sie die Spannung so weit es geht. Halten Sie diese Spannung ein wenig und beobachten Sie die Empfindungen in den Armen genau. Nun entspannen Sie die Arme wieder. Legen Sie die Arme bequem zurück in die Ruheposition und fühlen Sie die Entspannung in den Armen. Genießen Sie dieses Gefühl, das sich in beiden Armen tiefer und tiefer ausbreitet.

Nun wollen wir uns den Muskeln im Gesicht widmen. Versuchen Sie, Ihr Gesicht so weit wie möglich zu entspannen. Halten Sie die Augen leicht geschlossen. Runzeln Sie nun Ihre Stirn. Bringen Sie Spannung in die Stirn und runzeln Sie Ihre Stirn so stark es Ihnen möglich ist. Halten Sie diese Spannung. Nun entspannen Sie die Stirn. Lassen Sie sie ganz glatt und locker werden und genießen Sie das Gefühl der Entspannung, das sich auf der Stirn ausbreitet.

Versuchen Sie nun, Ihre Augenbrauen anzuspannen. Ziehen Sie die Augenbrauen stark zusammen, sodass sich eine Falte zwischen den Brauen bildet. Verstärken Sie diese Spannung und beobachten Sie, wie sich die Spannung in Augenbrauen und Stirn verändert. Entspannen Sie nun. Lassen Sie die Falte verschwinden und lassen Sie die Stirn wieder ganz glatt werden. Spüren Sie die Entspannung und beobach-

ten Sie den Unterschied zwischen Anspannung und Entspannung. Lassen Sie die Entspannung immer tiefer werden und genießen Sie sie. Kneifen Sie nun die Augen zusammen. Steigern Sie diese Spannung so weit es Ihnen möglich ist. Halten Sie die Spannung für einige Sekunden und beobachten Sie diese Spannung. Und nun entspannen Sie die Augen wieder. Lassen Sie die Augen weiter ruhig und locker geschlossen und genießen Sie die Entspannung, die sich in der oberen Hälfte Ihres Gesichtes ausbreitet. Versuchen Sie, diese Entspannung noch etwas zu steigern.

Nun beißen Sie die Zähne fest zusammen. Halten Sie diese Spannung in den Kiefern und versuchen Sie, sie noch etwas zu steigern. Beobachten Sie die Spannung in Ihren Kiefern und den Kiefergelenken. Lassen Sie nun die Spannung los und entspannen Sie die Kiefer. Versuchen Sie, den Unterkiefer locker hängen zu lassen und genießen Sie die Entspannung, die sich in den Kiefern und Kiefergelenken ausbreitet. Beobachten Sie den Unterschied zwischen Anspannung und Entspannung im Kiefer. Nun legen Sie die Zunge fest oben in den Mund an den Gaumen. Pressen Sie die Zunge fest gegen den Gaumen und halten Sie diese Spannung auf der ganzen Länge der Zunge für einige Sekunden. Beobachten Sie die Spannung in jedem Teil der Zunge und spüren Sie, wie sich diese Spannung anfühlt. Entspannen Sie nun die Zunge. Nehmen Sie die Spannung aus allen Teilen der Zunge, aus der Zungenspitze, aus der Mitte und aus dem hinteren Zungenteil. Lassen Sie die Zunge locker auf den Mundboden sinken und beobachten Sie die Entspannung in der Zunge. Fühlen Sie den Unterschied zwischen Anspannung und Entspannung.

Pressen Sie nun die Lippen aufeinander. Steigern Sie diesen Druck und halten Sie die Spannung einige Momente lang. Beobachten Sie die Spannung, die sich in Ihrem Mund aufbaut. Und nun entspannen Sie die Lippen. Nehmen Sie alle Anspannung aus den Lippen und legen Sie die Lippen locker aufeinander. Spüren Sie die Entspannung, die sich nun in Ihrem Mund ausbreiten kann, und beobachten Sie den Unterschied zwischen der Anspannung vorher und der Entspannung nun.

Nehmen Sie sich einige Momente Zeit, um die Entspannung in Ihrem Gesicht wahrzunehmen. Stirn, Augen, Lippen, Kiefer, Zunge und das ganze Gesicht spüren eine große Entspannung in sich, die sich noch weiter vertiefen kann. Lassen Sie sich in diese Entspannung fallen, genießen Sie sie und versuchen Sie, die Entspannung noch weiter zu vertiefen.

Beobachten Sie nun die Spannung in Nacken und Rücken. Drücken Sie Ihren Kopf so fest wie möglich auf die Unterlage. Spannen Sie dafür Ihre Nackenmuskulatur ganz fest an und fühlen Sie die Spannung, die dabei entsteht. Drehen Sie nun den Kopf etwas auf die rechte Seite und halten Sie die Spannung im Nacken. Drehen Sie den Kopf zurück in die Mitte und weiter auf die linke Seite. Rollen Sie den Kopf zurück in die Mitte. Entspannen Sie nun den Nacken. Legen Sie den Kopf wieder entspannt auf die Unterlage, fühlen Sie die Entspannung im Nacken und spüren Sie das Gewicht Ihres Kopfes auf der Unterlage. Spannen Sie nun Ihre Schultern an. Ziehen Sie die Schultern nach oben, sodass sie fast Ihre Ohren berühren. Halten

Sie diese Spannung und beobachten Sie, wie sich die Spannung über die Schultern ausdehnt. Und nun entspannen Sie die Schultern. Lassen Sie sie bequem zurück in ihre ursprüngliche Position gleiten und fühlen Sie, wie sich die Entspannung immer weiter auf die Schultern ausdehnt. Genießen Sie diese Entspannung und versuchen Sie, sie weiter zu vertiefen. Lassen Sie die Entspannung sich weiter ausbreiten.

Nun wollen wir uns auf Ihren Brustraum und die Atmung konzentrieren. Atmen Sie tief und intensiv ein, sodass Ihre Lungen und Ihr ganzer Brustraum mit Luft gefüllt sind. Halten Sie die Luft für einen kurzen Moment an und spüren Sie, wie sich dadurch Spannung in Ihrem Brustkorb bildet. Halten Sie diese Spannung für wenige Sekunden. Nun lassen Sie die Luft langsam wieder ausströmen. Atmen Sie tief aus und lassen Sie dann Ihren Atem frei weiterfließen in dem Rhythmus, der sich selbstständig einstellt. Spüren Sie die Entspannung im Brustkorb und beobachten Sie den Unterschied zur Anspannung vorher. Genießen Sie den lockeren Fluss der Atmung ohne Druck und beobachten Sie die Atembewegung im Bauchraum.

Wiederholen Sie diesen Teil der Übung. Atmen Sie tief ein, füllen Sie Ihre Lungen fest mit Luft, spüren Sie die Spannung und halten Sie sie für einige Sekunden. Spüren Sie, wie sich die Spannung über den Brustkorb, den Hals und andere Körperregionen ausdehnt. Nun entspannen Sie. Lassen Sie die Luft aus Ihrem Körper ausströmen und gönnen Sie sich die Ruhe, die nach der Ausatmung entsteht. Atmen Sie erst weiter, wenn Ihr Körper die Atmung automatisch wieder einsetzen möchte. Beobachten Sie die Veränderungen zwischen Anspannung und Entspannung und genießen Sie den Unterschied.

Nun der letzte Teil der Übung. Spannen Sie Ihre Bauchmuskeln. Bilden Sie eine feste Spannung im Bauch und halten Sie sie. Ziehen Sie den Bauch ein und halten Sie die Spannung hier. Fühlen Sie, wie sich die Spannung über den ganzen Bauchraum ausdehnt. Nun entspannen Sie den Bauch wieder. Lassen Sie die Bauchmuskeln weich und locker werden und genießen Sie das Gefühl der Entspannung und das freie Gefühl der Atmung. Beobachten Sie den Unterschied zur Anspannung vorher. Nehmen Sie sich nun noch einige Minuten Ruhe, um die Entspannung in Ihrem Körper zu spüren, sich noch weiter ausbreiten und ganz tief werden zu lassen. Fühlen Sie den Unterschied zur vorherigen Anspannung und genießen Sie das Gefühl der Entspannung so lange Sie möchten. Die Übung ist nun beendet.

Dies ist eine Auswahl aus der Progressiven Relaxation. Zu den gewählten Körperregionen können weitere Übungen durchgeführt werden und man kann natürlich auch den Rücken und die Beine noch mit einbeziehen. Für unsere Zwecke lassen wir es hierbei bewenden. Wiederholen Sie die Übung während der kommenden Tage und beobachten Sie, wie sich der Unterschied zwischen An- und Entspannung immer deutlicher einstellt und wie die Entspannung – die körperliche wie die seelisch-geistige – sich immer schneller und lang anhaltender einstellt. Weitere Anregungen für vertiefende Literatur

finden Sie in der Literaturliste am Ende des Buches. Für uns ist als Quintessenz dieser Übung wichtig, dass wir den Unterschied zwischen Anspannung und Entspannung genau herausarbeiten. Durch die Isolierung der einzelnen Muskelgruppen sollen das Bewusstsein und die Achtsamkeit gegenüber Anspannungen oder Verspannungen in einzelnen Körperteilen sensibilisiert werden. Sie lernen mit der Zeit – nicht von heute auf morgen, aber innerhalb einiger Tage oder Wochen – Verspannungen schneller wahrzunehmen bzw. zu erkennen, in welchen Situationen sie entstehen und wie Sie gezielt durch die Übungen dagegen vorgehen können. So schult die PR Ihre diagnostischen Fähigkeiten Ihrem eigenen Körper gegenüber und ist gleichzeitig die perfekte Therapie. Seien Sie nicht enttäuscht, wenn es nicht gleich bei der ersten Anwendung hervorragend klappt. Auch Entspannung muss gelernt werden. Nehmen Sie sich Zeit dafür, genehmigen Sie sich Auszeiten, in denen Sie für die Umwelt nicht zu sprechen sind und in denen Sie sich nur sich selbst widmen. Und nehmen Sie sich nicht zu viel vor. Jeden Tag eine Stunde werden Sie sich erfahrungsgemäß nicht immer frei schaufeln können. Aber alle zwei bis drei Tage 20 Minuten können möglich sein. Stellen Sie sich einen Plan auf, den Sie realistisch umsetzen können. Praxis vor Idealismus! Wenn Sie dann mehr schaffen – umso besser!
Natürlich gibt es neben den hier angeführten Übungen viele verschiedene Ansätze und weitere Übungsformen zur Stärkung der Spannungswahrnehmung, zur Entspannung und zur Herstellung von Eutonie. Eine vollständige Darstellung ist kaum möglich und würde das Ziel dieses Ratgebers sprengen. Deshalb wollen wir uns nun dem nächsten Aspekt widmen, der Körperhaltung.

Die Körperhaltung

Vermutlich haben wir alle schon einmal den Satz gehört: „Sitz gerade!" Dieser gut gemeinte Ratschlag führt oft zu einer überstreckten Haltung, bei der die Schultern eher zurückgenommen werden und die Brust herausgestreckt wird. Dies führt zu Überspannungen im Brustkorb. Diese Überspannungen führen dazu, dass wir verstärkt in den Brustkorb atmen. Dieses Verhalten nennt man „Hochatmung". Es gilt als eher belastend für die Muskulatur des Oberkörpers und kann sich negativ auf die Muskeln des Kehlkopfes und damit auf die Stimme auswirken. Erwünscht ist dagegen eine entspannte Körperhaltung, die unseren Atem locker und entspannt fließen lässt, die die Atembewegung nicht einengt, sondern die Stimme in ihrem Entstehen eher unterstützt oder wenigstens nicht behindert. Dazu betrachten wir insbesondere den „Körperabschnitt" vom Becken bis zum Kopf. In diesem Bereich sollte es nicht zu Verspannungen oder einengenden Knicken kommen. Bauch-, Brust- und Rückenmuskeln sollten locker sein, aber dennoch den Körper ausreichend stützen können. Wie machen wir das nun? Hierzu ein paar Ratschläge:

Im Sitzen:

Sie dürfen:

- Die Beine überschlagen – das ist zwar für Ihren Rücken und die Hüfte nicht gut, schädigt unter bestimmten Voraussetzungen aber nicht Ihre Atmung oder die Stimme.
- Den Rücken krumm machen – bis zu einem gewissen Grad.

Sie sollten nicht:

- In der Hüfte scharf einknicken.
- Sich zu sehr nach vorne beugen.
- Den Kopf beim Sprechen stark nach hinten oder nach vorne beugen.
- Den Oberkörper verdrehen.
- Die Arme über oder hinter dem Körper kreuzen.
- Die Schultern nach oben ziehen.

Im Sitzen		Im Stehen	

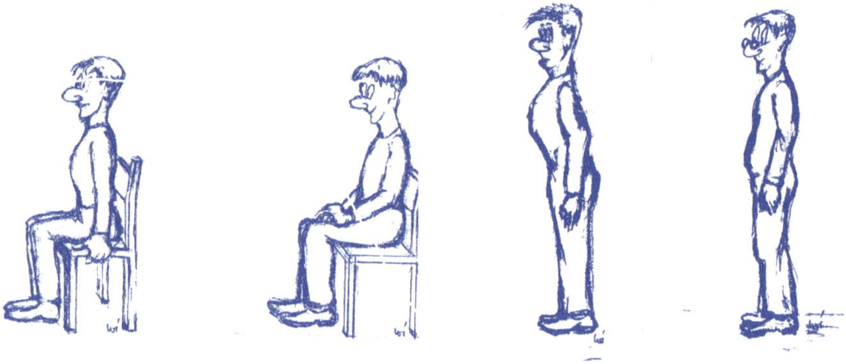

falsch	richtig	falsch	richtig

Im Stehen:

Sie dürfen:

- Gelegentlich ein Bein stärker belasten als das andere – aber bitte abwechseln!

Sie sollten nicht:

- Die Knie durchdrücken, da dadurch die Gefahr besteht, ein Hohlkreuz zu bilden und zu viel Spannung im Rücken aufzubauen, die die Atmung behindern könnte.
- Die Arme über der Brust oder auf dem Rücken falten, da dadurch die Atembewegung eingeschränkt werden kann.
- Die Schultern hochziehen, da Sie dadurch Spannung in der Muskulatur des Oberkörpers aufbauen, die sich negativ auf die Kehlkopfmuskeln übertragen könnte.

Immer:

Sie dürfen:

- Sich frei bewegen. Versuchen Sie nicht, sogenannte „optimale Sitz- oder Stehhaltungen" einzunehmen, da diese meist an den Notwendigkeiten eines normal bewegten Berufsalltages vorbeizielen, sondern versuchen Sie, sich locker und entspannt zu bewegen und zu halten.

Sie sollten nicht:

- Den Bauch durch enge Gürtel oder Kleidung einengen, da dies die Atembewegung einschränkt.
- Im Becken, im Bauch oder im Hals abknicken oder starke Beugungen erzeugen, weder nach vorne noch nach hinten, da dies die Atmung einschränkt (Becken, Bauch) bzw. Überspannungen in der Kehlkopfmuskulatur (Hals) erzeugt. Beides wirkt sich belastend auf die Stimme aus.

Versuchen Sie, Ihren gesunden Menschenverstand einzusetzen, denken Sie ein wenig über Ihre Körperhaltungen in verschiedenen Situationen nach und probieren Sie, die genannten Ratschläge umzusetzen.

Die zwei Hauptkriterien lauten:

1. Es dürfen keine Muskelverspannungen erzeugt werden, die die Kehlkopfmuskulatur und damit die Stimme belasten.
2. Der Atem bzw. die Atembewegung in Bauch, Flanken, unterem Rücken und Brustkorb darf nicht eingeschränkt werden.

Damit sind wir auch schon beim nächsten fundamental wichtigen Aspekt, der Atmung, angekommen.

Die Atmung

Warum muss man sich mit der Atmung beschäftigen, wenn es um Stimme geht? Nun, Stimme ist sozusagen lauthafte Ausatmung. Wir brauchen eine stabile, ökonomische Atmung, um ausdauernd und leistungsfähig sprechen zu können. Eine angespannte Atmung, die ihr Zentrum in ungünstigen Körperregionen hat, belastet die Muskeln des Kehlkopfes und erzeugt oft eine ebenso angespannte, ja manchmal sogar gepresste, heisere Stimme. Eine unterspannte Atmung kann die Stimme nicht in ausreichendem Maße stützen, die Stimme klingt dünn und kraftlos und ist nicht steigerungsfähig. Wir müssen also für eine locker fließende, unangestrengte, ökonomische Atmung sorgen, die die Stimme ausreichend mit Luft versorgt, um sie lange einsetzbar und steigerungsfähig zu machen. Das wird das Ziel unserer Übungen sein. Vorher ein kleiner Schritt zurück.

Erinnern Sie sich noch an unsere Wahrnehmungsreise durch den Körper? Hier waren Sie aufgefordert worden, sich auf Ihre Atmung zu konzentrieren. Sie sollten herausfinden, aus wie vielen Phasen sich Ihre Atmung zusammensetzt, in welcher Reihenfolge sie sich aneinanderfügen und wie lang sie sind. In diesem Kapitel über die Atmung sollten nun eigentlich die Antworten auf diese Fragen kommen. Stattdessen nun die enttäuschende Erkenntnis: Es gibt kein „Richtig" oder „Falsch", solange Sie sich nicht sehr extreme Verhaltensweisen angewöhnt haben. Jeder von uns hat eine sehr individuelle Art zu atmen und nur Extremformen sind wirklich schädigend. Dennoch gibt es einige Grundzüge, die die meisten Menschen in ähnlicher Form aufweisen.

Phasen:

Es wäre schön, wenn Sie bei sich drei Atemphasen wahrgenommen hätten. Da gibt es einmal die Phase der ***Einatmung***. Luft strömt durch die Nase oder den Mund ein, wandert durch die Luftröhre in die Bronchien und die Lunge. Dabei dehnt sich das Zwerchfell, das sogenannte „Diaphragma", das quer unterhalb der Lunge verläuft, nach unten in den Bauchraum aus und verdrängt die inneren Organe. Da diese Platz brauchen, werden der Bauch und der untere Rippenbereich vorne und seitlich nach außen gedrückt. Diese Atmung nennt man Zwerchfell-Flanken-Atmung.

Problem:

Als schädlich wird die sogenannte „Schüsselbeinatmung" oder „Clavicularatmung" bezeichnet. Hierbei ist die Atembewegung so weit nach oben verlagert, dass sich der Bauchraum nicht bewegt. Stattdessen dehnt sich der obere Brustraum aus und die Schultern heben sich bei der Einatmung. Da bei dieser Form der Atmung bei jedem Atemzug die Rippen und die Schultern angehoben werden müssen, also viel Gewicht bewegt werden muss, gilt dieses Verhalten als extrem verspannend und belastend für die gesamte Muskulatur des Kehlkopfes. Neben einer negativen Wirkung für die Stimme kann diese Atmung zu massiven Rücken- und Nackenbeschwerden führen. Daher sollten Sie – wenn Sie dieses Atmungsverhalten bei sich beobachten – dringend einen Fachmann (Sprachtherapeut, Logopäde, Atemtherapeut, ...) aufsuchen, um eine Veränderung der Atmung anzustreben.

Alle anderen Formen des Atmens gelten im Allgemeinen als akzeptabel.

Die zweite Phase, die Sie beobachtet haben werden, ist die Phase der ***Ausatmung***. Die verbrauchte Luft strömt aus den Lungen und Bronchien durch die Luftröhre und den Mund oder die Nase wieder aus dem Körper. Da sich das Zwerchfell dabei wieder in seine ursprüngliche Position begibt, sich also nach oben bewegt, können auch die inneren Organe wieder an ihren angestammten Platz zurückkehren. Dadurch bewegen sich der Bauch und der untere Rippenbereich vorne und seitlich wieder nach innen.

Ein- und Ausatmung sind in der Ruheatmung meist etwa gleich lang. Es kann aber individuelle Abweichungen geben, die vollkommen normal sind. Beginnen wir zu sprechen oder zu singen, verkürzt sich die Einatmung, da wir versuchen, möglichst

schnell – meist durch den Mund – zu Luft zu kommen. Dagegen verlängert sich die Ausatmung – auf der wir ja sprechen – extrem. Das Verhältnis von etwa 1:1 in der Ruheatmung kann sich deutlich verschieben – bis hin zu 1:7 beim Sprechen und sogar bis zu 1:50 beim Singen (vergl. Habermann). Im Allgemeinen geht man davon aus, dass die Einatmung eher passiv vollzogen wird, die Luft also eher reflektorisch und automatisch einströmt, als aktiv eingezogen wird, während die Ausatmung ein aktiver Vorgang sein sollte.
Gibt es noch andere Phasen bei der Atmung? Ja! Es sollte noch eine dritte Phase zwischen den beiden bisher beschriebenen geben, nämlich eine ***Pause***. Diese Pause ist sehr viel kürzer als die beiden anderen Phasen und manchmal nur schwer wahrzunehmen, aber sie gilt als außerordentlich wichtig. Fast alle Atem- und Stimmkonzepte gehen davon aus, dass diese Pause auf die Ausatmung folgen muss, da sie nach der aktiven Ausatmung einen Ruhepunkt darstellt, von dem aus der Körper reflektorisch signalisiert, dass erneut Luft benötigt wird. Während dieser Pause entspannt die Muskulatur, die an der Atmung beteiligt ist.
Der im Allgemeinen als optimal beschriebene Rhythmus der Ruheatmung sieht also so aus:

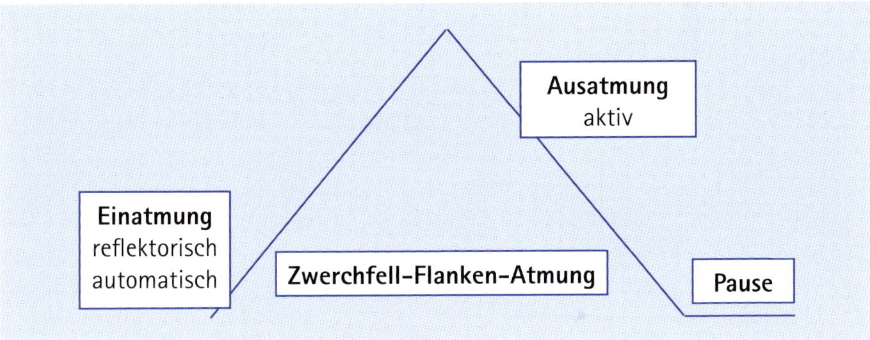

Oben wurde ausgeführt, dass die meisten Stimmkonzepte diesen Rhythmus anstreben. Allerdings gibt es ein Konzept (nach Hagena/Hagena bzw. Kia/Schulze-Schindler), das eine Alternative bietet. Dieses Konzept kann nicht als wissenschaftlich bezeichnet werden, sondern greift auf Beobachtungen und Erfahrungswerte zurück. Für einige Menschen gilt auch hier der oben beschriebene Rhythmus. Der alternative Rhythmus in der Ruheatmung, den dieses Konzept für andere Menschen akzeptiert, sieht folgendermaßen aus.

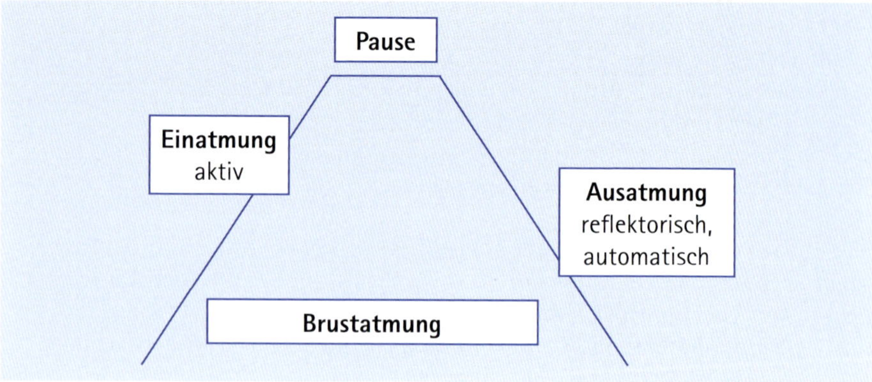

Wie Sie erkennen können, hat sich die Pause auf den Platz nach der Einatmung verschoben. Darüber hinaus wird hier nicht mehr ausschließlich in den Bauch, sondern vor allem in den unteren und mittleren Brustkorb hinein geatmet. Die Atembewegung verschiebt sich also nach oben. Es ist allerdings darauf zu achten, dass sich auch bei dieser Atemform nicht die Schultern bewegen. Außerdem wird nun die Einatmung zum aktiven und die Ausatmung zum passiven Teil der Atmung. Insgesamt verkehren sich also viele Abläufe in ihr Gegenteil.
Wir wollen nun eine kurze Übung einfügen, bei der Sie wahrnehmen können, welchen der beiden Atemrhythmen Sie individuell als angenehmer empfinden.

Übung Teil 1:
Nehmen Sie die im Bild gezeigte Position ein:

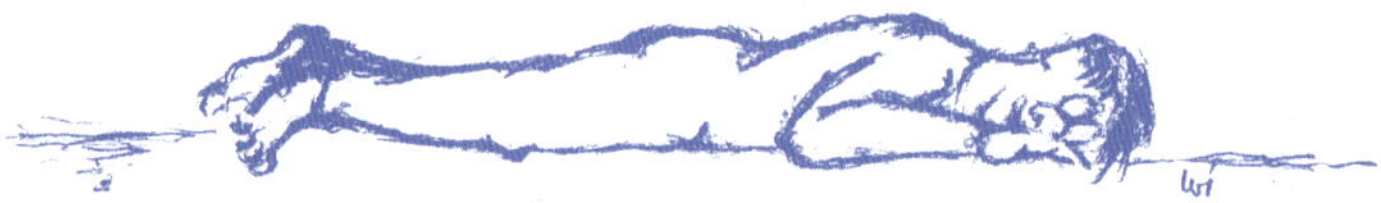

- *Sie liegen auf dem Bauch.*
- *Ihre Arme sind neben dem Kopf angewinkelt.*
- *Der Kopf liegt so, dass Sie nach rechts schauen.*
- *Atmen Sie aktiv und kräftig durch die Nase aus.*
- *Lassen Sie die Luft passiv und locker durch den Mund einströmen.*
- *Konzentrieren Sie sich dabei auf Ihr Atemzentrum, d. h. auf Ihren Bauchraum, die Becken-, Flanken- und Lendengegend.*
- *Spüren Sie, wie die Luft unter Spannung ausströmt.*

- *Fühlen Sie, wie sich Ihr Atemzentrum am Ende der Ausatmung entspannt.*
- *Halten Sie locker die Pause, ohne die Luft anzuhalten.*
- *Warten Sie auf den Impuls Ihres Atemzentrums zur nächsten Einatmung.*
- *Lassen Sie die Luft locker durch den Mund einströmen.*
- *Atmen Sie 10- bis 20-mal auf diese Weise ein und wieder aus.*
- *Sie können dabei vielleicht spüren, wie sich die Pause am Ende der Ausatmung immer weiter verlängert.*
- *Konzentrieren Sie sich immer wieder darauf, den Impuls zur Einatmung abzuwarten. Verlassen Sie sich auf Ihren Körper, der Ihnen zuverlässig signalisiert, wann er wirklich wieder Luft benötigt.*
- *Achten Sie darauf, nicht aktiv einzuatmen, sondern die Luft entspannt einströmen zu lassen, ohne sie einzuziehen.*
- *Entspannen Sie dabei und überlassen Sie sich ganz dieser ausatemzentrierten Atmung.*
- *Wiederholen Sie diese Übung jeden Tag und beobachten Sie, ob sich die Pause nach der Ausatmung weiter verlängert, ob sich Ihre Ausatmung verlängert und ob Sie diese Übung als entspannend und angenehm empfinden.*

Übung Teil 2:
Nehmen Sie die auf dem Bild dargestellte Position ein:

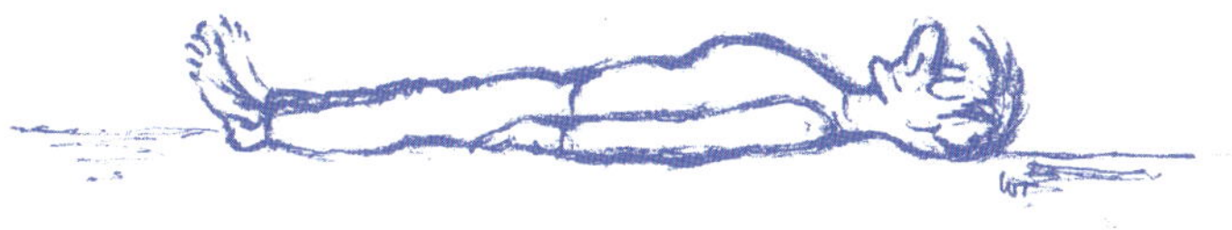

- *Sie liegen auf dem Rücken.*
- *Die Beine liegen lang gestreckt gerade nebeneinander auf dem Boden.*
- *Die Arme liegen ausgestreckt seitlich am Körper.*
- *Der Kopf ist gerade nach oben gerichtet.*
- *Ziehen Sie die Luft nun aktiv durch die Nase ein.*
- *Das Zentrum der Atembewegung sollte Ihr unterer Brustkorb sein.*
- *Atmen Sie aktiv und kräftig in den Brustkorb, sodass sich dieser deutlich anhebt.*
- *Die Ausatmung folgt passiv und leicht.*
- *Achten Sie auf jeden Fall darauf, nicht kräftig auszuatmen, sondern lassen Sie die Luft einfach ausströmen, ohne nachzuhelfen.*
- *Sie sollten nach der Einatmung eine kurze Pause einlegen, müssen dies aber nicht unbedingt tun.*

- *Atmen Sie auf diese Weise etwa 10-mal.*
- *Danach halten Sie nach der nächsten Einatmung für etwa 10-20 Sekunden die Luft in sich.*
- *Danach atmen Sie noch 10-mal wieder so weiter wie zuvor, also kräftig und aktiv durch die Nase ein und passiv und leicht aus.*
- *Bitte beobachten Sie, wie Sie diese einatemzentrierte Übung empfinden.*
- *Sie sollte Ihren Brustkorb erweitern und ein Gefühl der Befreiung erzeugen.*
- *Achten Sie aber darauf, dass Sie Ihr Atemzentrum im unteren Brustbereich haben und nicht in den Schultern.*
- *Führen Sie auch diese Übung täglich für einige Zeit im Wechsel mit der Übung 1 durch und beobachten Sie, welche Übung für Sie angenehmer ist.*

Sie sollten sich nach einigen Tagen, vielleicht auch schon – wenn das Gefühl sehr klar ist – beim ersten Mal für Ihre Lieblingsübung entscheiden und diese immer wieder – schließlich auch im Sitzen und im Stehen – durchführen.
Sie können damit Ihre Wahrnehmung für Ihre Atemabläufe sensibilisieren und festigen. Warum ist dies wichtig? Atmen ist ein sehr flexibler Vorgang, der durch äußere Einflüsse sehr leicht zu verändern ist. Jede Bewegung (beobachten Sie einmal, wie Sie Ihren Atem einsetzen, wenn Sie einen schweren Wasserkasten heben), jede Aufregung (beobachten Sie Ihren Atem während einer Stresssituation) kann den Atem verändern und aus seiner Mittellage bringen. Im optimalen Fall sprechen wir mit dieser Atemmittellage, das heißt, wir atmen nicht zu tief, sondern lassen immer nur die Menge Luft einströmen, die wir gerade verbraucht haben und sprechen auch nur so lange, wie wir bequem Luft haben. Im Alltag ist dies leider oft nur Illusion. Wir sprechen hektisch, viel zu lange und zu viel, bis wir keine Luft mehr haben, und saugen dann verkrampft die benötigte Luft wieder ein. Statt einer sanften Kurve mit leichter Ein- und ebenso sanfter Ausatmung führen wir eine Bergtour mit hohen Gipfeln schneller und zu tiefer Einatmung und tiefen Tälern mit zu langen Sprechabläufen und zu wenig Luft durch. Das belastet den Körper, verspannt die Muskulatur und kann die Stimme schädigen. Und hier gilt das Gleiche, was bereits zur Stimme gesagt wurde. Für einige Zeit kann unser Körper das mitmachen. Aber nach der Belastung sollten wir ihm Gelegenheit geben, sich wieder zu entspannen und wieder zur Atemmittellage zurückzukehren. Deshalb hier der Ratschlag: Führen Sie die o. a. Übungen mehrmals durch, beobachten Sie sich dabei sorgfältig, entscheiden Sie sich für die Ihnen angenehmere Übung und führen Sie diese dann nach Sprech- oder Atemanstrengungen regelmäßig durch. Wenn Sie sich daran gewöhnt haben, die Übung auch im Sitzen oder Stehen auszuführen, können Sie das gleich auf dem Weg vom Dienst nach Hause tun. Entspannender und wirkungsvoller ist die Übung sicher, wenn Sie sie im Liegen ausführen. Nehmen Sie sich ein paar Minuten Auszeit dafür oder atmen Sie sich abends mit der Übung im Bett sanft in den Schlaf.

Nun noch ein paar Hinweise und Wahrnehmungsübungen für eine weitere Beschäftigung mit Ihrem Atem. Dabei werden die Übungen – so weit möglich – den o. a. Atemtypen zugeordnet, also ausatmenzentriert (1) oder einatmenzentriert (2). Testen Sie ruhig jeweils beide Übungen, versuchen Sie sich aber zunehmend auf einen Atemtyp festzulegen und die entsprechenden Übungen verstärkt durchzuführen.

Übung 1: (einatmenzentriert 1)
(folgende Übungen vergl. z. B. Martin, Lockhart)
Position: *Stellen Sie sich vor einen Spiegel und legen Sie Ihre Hände seitlich an Ihre Taille, sodass die Fingerspitzen vorne, seitlich am Bauch anliegen und die Daumen nach hinten, seitlich am Rücken liegen.*

Und nun? *Drücken Sie mit den Händen während der Ausatmung nach innen, als wollten Sie sich in der Taille zusammenschnüren. Halten Sie am Ende der Ausatmung die Pause mit stark zusammengedrückten Händen und warten Sie auf den Impuls der Einatmung. Geben Sie die Spannung der Hände während der folgenden Einatmung frei. Spüren und beobachten Sie im Spiegel, wie sich der Bauch ausdehnt und die Fingerspitzen sich auseinander bewegen. Wiederholen Sie die Übung etwa 10-mal und versuchen Sie, die Ausatmung immer mehr durch den Druck der Hände zu unterstützen und die Pause zu verlängern. Achten Sie darauf, die Luft während der Einatmung locker und passiv einströmen zu lassen.*

Übung 2: (ausatmenzentriert 2)
Position: *Stellen Sie sich vor einen Spiegel und legen Sie Ihre Hände seitlich an den Brustkorb, sodass die Fingerspitzen vorne, seitlich am Brustkorb anliegen und die Daumen hinten, seitlich am Rücken liegen. Lassen Sie Ihre kleinen Finger etwa auf der Höhe der untersten Rippenbögen liegen.*

Und nun? *Atmen Sie passiv und locker aus und dann aktiv und kräftig wieder ein. Lassen Sie Ihre Hände dieser Einatembewegung locker folgen und beobachten Sie, wie sich die Finger weiter spreizen und die Hände auseinander wandern. Lassen Sie den Brustkorb sehr weit werden. Lassen Sie dann den Atem wieder sehr locker und ohne jeden Druck entweichen. Üben Sie dabei auch mit den Händen keinerlei Druck aus. Wiederholen Sie diese Übung etwa 10-mal und achten Sie auf den ausgedehnten Brustkorb, die aktive und kräftige Einatmung und die passive, lockere und leichte Ausatmung. Achten Sie darauf, dass sich nur Ihr Brustkorb und nicht die Schultern bewegen.*

Übung 3: (für beide Atemtypen)
Position: *Stellen Sie sich gerade mit parallelen Beinen und Füßen auf eine feste Unterlage. Die Arme hängen locker neben dem Körper.*

Und nun? *Atmen Sie so viel Luft wie möglich aus. Warten Sie ein bis zwei Sekunden und lassen Sie dann die Luft wieder in den Bauch (ausatmenzentriert) bzw. den Brustkorb (einatmenzentriert) einströmen. Beobachten Sie sehr genau diesen tiefen und impulsiven Strom von Luft in Ihren Körper. Wiederholen Sie diese Übung etwa 10-mal. Beenden Sie sie sofort, wenn Sie einen leichten Schwindel oder ein Unwohlsein verspüren. Ihr Körper könnte auf die ungewohnte Sauerstoffzufuhr reagieren. Je öfter Sie diese Übung durchführen, desto deutlicher werden Sie während der Pause nach der Ausatmung den Impuls Ihres Körpers im Bauchraum (Zwerchfell) spüren, wieder einzuatmen. Auch diesen Impuls und seine Wahrnehmung kann (und sollte) man trainieren.*

Übung 4: (für beide Atemtypen)
Stellen Sie sich spezifische Situationen vor, in denen Sie Ihren Atem einsetzen.
- *Sie pusten ein Haar von einem Tisch.*
- *Sie pusten eine Kerze plötzlich und schnell aus.*
- *Sie haben einen Luftballon in die Luft geworfen und versuchen nun, ihn mit schnellem Pusten in der Luft zu halten.*

Beobachten Sie bei diesen Vorstellungen, wie nach dem schnellen Pusten die Luft automatisch durch einen Impuls in Ihrem Bauch wieder einströmt.

Übung 5: (für beide Atemtypen)
Versuchen Sie, Ihre Fähigkeit zur langen Ausatmung zu erhöhen, da Sie damit auch ökonomisch länger sprechen können, ohne nach „Luft zu schnappen" oder außer Atem zu sein.
Zählen Sie zu Ihrer Atmung. Zählen Sie zunächst bis 3 bei der Einatmung und auch bis 3 bei der Ausatmung. Erhöhen Sie dann langsam, Woche für Woche die Zahl für die Ausatmung, bis Sie bei etwa 3 für die Einatmung und vielleicht 7-10 für die Ausatmung angekommen sind. Sie können sich den Vorgang der Ausatmung erleichtern, indem Sie ein /sssss/ ohne Stimme dabei bilden. Versuchen Sie, dieses /ssss/ zu variieren. Zählen Sie weiter 3 pro Einatmung und vielleicht 6 oder 8 auf der Ausatmung und bilden Sie dabei sich steigernde oder nachlassende Zischlaute, wie /SSSSssss/ oder /ssssSSSS/. Zur Abwechslung können Sie auch ein /f/ oder ein /sch/ verwenden.
Bei allen Übungen achten Sie darauf, dass Sie den Atem nie zwingen, dass Sie nicht anfangen, zu pressen oder angestrengt die Luft anzuhalten. Lassen Sie den Atem immer locker strömen und beobachten Sie zunächst viel, bevor Sie mit den anstrengenderen Übungen beginnen. Lassen Sie sich Zeit und erzwingen Sie nichts.

Eigentlich sollten Sie den Ratgeber an dieser Stelle nun für einige Zeit ruhen lassen, damit Sie mit den bisherigen Themen die Basis für die nun folgenden Aspekte – eben die Arbeit mit der Stimme – legen. Man kann nicht genug betonen, dass Stimme nur auf der Basis der bisherigen Bereiche Wahrnehmung, Spannung, Körperhaltung und Atmung optimal funktionieren kann. Nehmen Sie sich also Zeit für diese Übungen, bevor Sie sich nun verstärkt Ihrer Stimme widmen.

Die Stimme

Stellen wir uns die Leistung unserer Stimme in einem beruflich anstrengenden Alltag einmal als sportliche Hochleistung, sagen wir als Marathon vor.

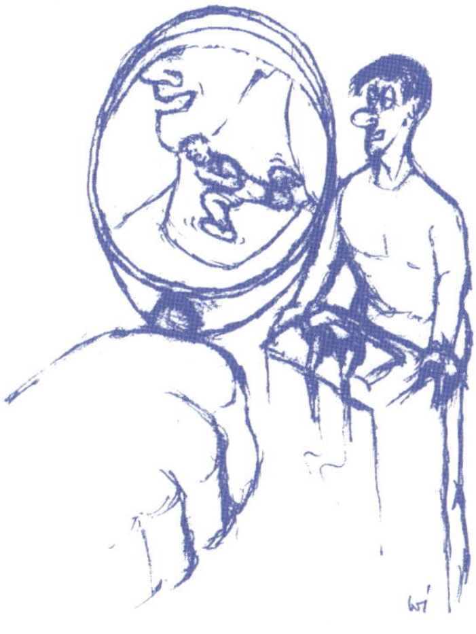

Wir haben uns vorgenommen, im kommenden Jahr einen Marathon zu laufen. Der erste Schritt sollte uns zu unserem Arzt führen, der unsere körperlichen Voraussetzungen testet. Die Versorgung mit Vitaminen, Spurenelementen und Mineralstoffen muss stimmen, unser Herz sowie das Kreislaufsystem sollten intakt, Gelenke und Muskeln funktionstüchtig sein. Nun machen wir uns kundig, wie ein sinnvolles Trainingsprogramm aussehen könnte. Wir beginnen mit Vorübungen, die die Muskeln stärken und unsere Ausdauer trainieren.
An dieser Stelle sind wir nun mit unserer Stimme angekommen. Der Arzt hat Ihnen hoffentlich die Versicherung gegeben, dass Ihre Stimme und alle daran beteiligten Systeme organisch funktionstüchtig sind. Sie haben mit den vorangegangenen Übungen die Grundvoraussetzungen geschaffen, die Ihre Stimme benötigt, um nun – darauf aufbauend – zu einer angemessenen Leistungsfähigkeit zu gelangen.
Bei der Marathonvorbereitung steht nun das konkrete Lauftraining an. Beginnt der Läufer nach dem Umziehen nun direkt mit dem Laufen, besteht die Gefahr, sich Muskeln oder Bänder schmerzhaft zu zerren. Da auch die Stimme von gut koordinierter Muskeltätigkeit abhängig ist, ist es auch beim anstrengenden und lang andauernden Sprechen im Berufsalltag schädlich, sozusagen aus dem Stand heraus loszuspurten. Die Lösung heißt wie beim Laufen „warming up" – Aufwärmen! Bevor Sie in Ihren belastenden Sprechberuf starten, sollten Sie Ihre Stimme vorsichtig darauf vorbereiten. Lassen Sie die Muskeln Ihres wichtigsten Kommunikationsmittels langsam in Aktion treten, sich erwärmen und locker werden, bevor der eigentliche berufliche „Sprechmarathon" startet. Zu diesem „warming up" wollen wir nun einige Übungen kennenlernen.

Warming up (folgende Übungen vergl. z. B. Martin, Lockhart)

Übung 1: Summen

Vorbereitung: *Legen Sie Ihre Hand auf den Bauch und atmen Sie locker. Lassen Sie die Luft passiv oder aktiv (je nach Atemtyp) in den Körper gelangen und atmen Sie entsprechend wieder aus. Bei der nächsten Ausatmung beginnen Sie auf der Ausatmung kontrolliert zu lachen /huh, huh – huh/. Lachen Sie so locker, wie es Ihnen möglich ist, ganz tief aus dem Bauch heraus – kein verstohlenes Kichern, auch nicht lauthals oder als Lachkrampf, sondern entspannt und eher ruhig. Mit einiger Wahrscheinlichkeit ist die Tonhöhe, die Sie dabei bilden, Ihre sogenannte „Sprechstimmlage" oder „Indifferenzlage". Dies bedeutet, dass Sie auf dieser intuitiv oder emotional gebildeten Tonhöhe am entspanntesten sprechen können, ohne Ihre Muskeln zu sehr zu belasten. Wiederholen Sie das Lachen, bis Sie sich die Tonhöhe gut eingeprägt haben.*

Und nun? *Nun beginnen Sie, auf dieser Tonhöhe, die im Weiteren als „Indifferenzlage" bezeichnet wird, zu summen. Bilden Sie locker Laute wie /mmmmmh, nnnnnnh, llllllllllh, ngngngngng/ oder hängen Sie Vokale an diese Laute /mmmmmuuh, nnnnnnnnnooh, lllllllaah/. Dabei sollte der Vokal dunkel (a, o, u) und nicht hell (e, i) sein und nur relativ kurz gesprochen werden, nicht abgehackt, aber kürzer als der Konsonant vorher. Dieser Konsonant sollte sehr resonanzreich sein. Dafür eignen sich insbesondere /m/, /n/, /l/, /w/ und /ng/.*
Bilden Sie 4 oder 5 solcher Summreihen. Hier eine Beispielsequenz:

- *Mmmmmmmooh*
- *Nnnnnnnnnnuuh*
- *Llllllllllllllllllllaah*
- *Ngngngngngngngooh*
- *Wwwwwwwwwwwuuh*

Mit dieser Übung können Sie Ihre Stimmlippen locker schwingen lassen, ohne schädliche Spannung im Hals zu bilden. Achten Sie darauf, dass die Stimme gleichmäßig klingt und sich in Lautstärke und Tonhöhe nicht verändert. Stellen Sie sich die Stimme als ruhigen, geraden Fluss vor.

Übung 2: Tonhöhe

Vorbereitung: *Die Vorbereitung für diese Übung besteht in Übung 1, dem Summen. Wenn Sie bereits gesummt haben, gehen Sie von dort aus direkt zur Übung der Tonhöhe über.*

Wie? *Bilden Sie Ihre Indifferenzlage mit einem Summton. Ziehen Sie die Tonhöhe nun um einen bis zwei Töne langsam nach oben. Lassen Sie die Tonhöhe nun wieder auf die Indifferenzlage zurücksinken. Von hier aus lassen Sie die Tonhöhe um einen bis zwei Töne nach unten rutschen. Zum Abschluss ziehen Sie die Tonhöhe wieder auf die Indifferenzlage hoch.*

Achten Sie darauf, dass Sie die Stimme langsam nach oben und unten wandern lassen. Die Stimme soll nicht von Ton zu Ton springen wie über Stufen, sondern sich langsam, eher wie bei einer langsamen Achterbahn, nach oben und unten bewegen. Achten Sie weiterhin darauf, dass Sie die Stimme nur wenig in der Tonhöhe verändern. Lassen Sie sie wirklich nur um ein bis zwei Töne höher werden. Es soll eine leichte Welle und keine Gebirgslandschaft entstehen.

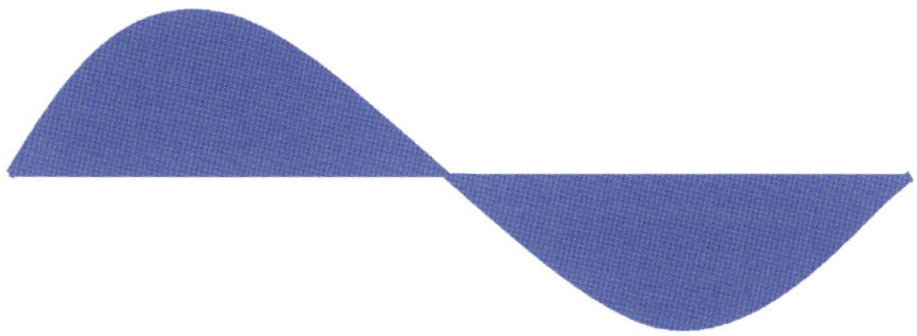

Führen Sie auch diese Übung mit den bei Übung 1 (Summen) angegebenen 4-5 „Summreihen" durch. Achten Sie auf einen gleichmäßigen Fluss, bei dem sich nur die Tonhöhe verändert. Da zu einer Tonhöhenveränderung die Muskeln des Kehlkopfes eine Spannungsveränderung vornehmen müssen, bereiten Sie diese Muskeln mit der Übung schonend darauf vor.

Übung 3: Lautstärke

Vorbereitung: *Zur Vorbereitung dient wiederum die Übung 1 (Summen).*

Summen klappt nun langsam, was nun? *Bilden Sie die bei Übung 1 beschriebenen „Summreihen" und steigern Sie langsam die Intensität, mit der Sie die Laute bilden. Lassen Sie Ihren „Stimmfluss" anschwellen und wieder kleiner werden. Vermeiden Sie jede echte Anstrengung dabei, versuchen Sie nicht, zu schreien, sondern lassen Sie das Summen nur etwas intensiver und dann wieder etwas weniger intensiv ertönen.*

Achten Sie auch hier wieder darauf, dass sich nur die Intensität, nicht die Tonhöhe verändert. Besonders Frauen haben die Tendenz, mit größerer Lautstärke auch höher im Ton zu werden. Versuchen Sie dies auf jeden Fall zu vermeiden. Mit dieser Übung trainieren Sie Ihre Stimmlippen, in größeren Bewegungen zu schwingen. Führen Sie auch dies 4- bis 5-mal durch.

Weitere Ratschläge:
Wenn Sie mit dem Auto zur Arbeit fahren oder morgens noch etwas Zeit haben, können Sie Ihre Stimme durch einfaches (Mit)Singen von Liedern auf das spätere Sprechen vorbereiten. Suchen Sie sich Lieder mit wenig Höhenunterschied und in einer eher tiefen Tonlage. Summen oder singen Sie mit, genießen Sie die Musik und das langsame Einstimmen der Stimme. Für Frauen eignen sich durchaus auch männliche Stimmen. Versuchen Sie nicht, z. B. mit Céline Dion oder – für die Männer – mit den Bee Gees stimmlich Schritt zu halten. Männliche Stimmen mittlerer Lage, wie z. B. George Harrison, sind deutlich besser geeignet. Wenn Sie es dann noch schaffen, vor der Arbeit etwas zu lachen oder zu seufzen (beides sind emotionale stimmliche Ausdrücke, die die Stimme trainieren, ohne sie zu belasten), dann dürfte Ihre Stimme gut auf die stimmlichen Anforderungen vorbereitet sein.
Deshalb wollen wir uns nach dem „warming up" im Folgenden mit den weiteren Vorbereitungen für unseren „Marathon" beschäftigen. Bereits in den einleitenden Kapiteln und auch noch einmal in Übung 1 (Summen) war die Rede von der Stimmhöhe, die für ein entspanntes Sprechen von großer Bedeutung ist. Gerade bei ansteigender Lautstärke, die in vielen Berufen unausweichlich ist, besteht die Gefahr, dass der Sprecher auch die Tonhöhe ansteigen lässt und dadurch die Muskeln des Kehlkopfes übermäßig anspannt und belastet. Es ist also wichtig, die richtige Tonhöhe zu finden. Beachten muss man dabei allerdings, dass wir natürlich nicht anstreben, immer nur auf diesem einen, optimalen Ton zu sprechen. Zunächst einmal ist auch die Indifferenzlage nicht ein feststehender Ton, sondern eher ein Tonbereich. Unsere Sprachmelodie würde unsäglich langweilig klingen, wollten wir immer nur einen kleinen Ausschnitt aus dem breiten, uns zur Verfügung stehenden Tonrepertoire nutzen. Auch für die Stimme ist letztlich eine ausgewogene Nutzung vieler Töne viel schonender und entspannender. Die Frage ist aber: Nutzen wir wirklich unser ganzes Spektrum oder nur die Töne oberhalb unserer Indifferenzlage? Ziel sollte sein, die Indifferenzlage sowohl zu unter- als auch zu überschreiten, die Stimme also nach unten und nach oben zu ziehen, so wie in der Zeichnung durch die Welle angedeutet.

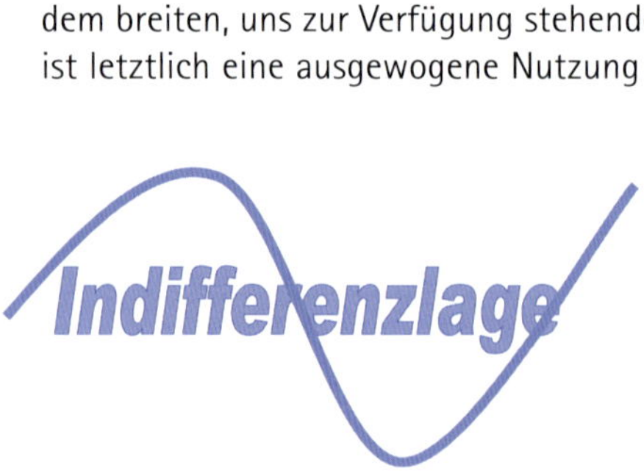

Zunächst wollen wir uns aber noch einmal der Findung der Indifferenzlage widmen.

Indifferenzlage

Einer der leichtesten Wege, seine persönliche Sprechstimmlage zu finden, ist mit Hilfe eines Instrumentes. Finden Sie – am einfachsten ist es mit einem Klavier oder Keyboard – Ihren tiefsten Ton. Von hier aus befindet sich die optimale Sprechstimmlage etwa 3-4 Töne höher.

Versuchen Sie als Alternative Folgendes (vergl. z. B. Voice Care Network):
Setzen Sie sich entspannt auf einen bequemen Stuhl und lassen Sie den Kopf leicht nach vorne sinken, sodass Sie eine leichte Spannung im Nacken spüren. Lassen Sie den Unterkiefer/das Kinn locker und entspannt nach unten fallen. Richten Sie den Kopf langsam wieder auf, sodass er entspannt aufgerichtet ist. Drehen Sie ihn langsam nach rechts und nach links. Richten Sie ihn dann wieder gerade aus und versuchen Sie bei jeder dieser Bewegungen, die Spannung im Nacken zu reduzieren. Achten Sie darauf, dass der Unterkiefer locker hängt. Atmen Sie entspannt. Mit der nächsten Ausatmung brummen Sie den Ton, der automatisch dabei entsteht. Dieser Ton kann ungewohnt tief sein und wie ein gemütlicher Teddy klingen. Führen Sie diese Übung mehrfach durch und verändern Sie den Laut langsam und behutsam vom Brummen zu einem Summen. Merken Sie sich diese Tonhöhe. Versuchen Sie, sie immer wieder zu finden. Achten Sie darauf, dass Sie die Töne nicht erzwingen, dass Sie sie nicht mit Druck verbinden. Die Töne sollten leise und entspannt klingen, ruhig etwas verhaucht. Die Tonlage, die Sie so finden, ist oft so entspannt, dass sie ganz leicht unterhalb derjenigen Tonhöhe liegt, die Ihrer Indifferenzlage entspricht. Sobald Sie also beginnen, mit Spannung zu sprechen, ist es normal, wenn die Stimme etwas – aber bitte wirklich nur etwas (vielleicht einen halben Ton) höher ist. Wiederholen Sie diese Übung täglich, damit Sie Ihre individuelle Sprechstimmlage wirklich verinnerlichen und jederzeit wiederfinden können. Führen Sie die Übung vor allem nach Sprechanstrengung durch. Erinnern Sie sich an den Merksatz aus den Einstiegskapiteln, der da lautete: „Stimme darf überlastet werden, wenn sie im Anschluss entlastet wird"? Dies ist ein wichtiger Aspekt dazu. Wenn Sie im Laufe eines belastenden Sprechtages Ihre Stimmlage erhöht haben, nutzen Sie diese Übung oder auch die Übung 1 (Summen) wieder zur Entlastung und Senkung der Stimme. Entspannen Sie Ihre Stimme, indem Sie sich wieder auf Ihre natürliche Sprechstimmlage besinnen und die Stimme bewusst dahin zurückführen, sodass Sie für den Rest des Tages in der richtigen Höhe sprechen.

Ein weiterer Aspekt eines stimmlich belastenden Berufsalltages ist immer auch die Sprechdauer. Ähnlich wie bei einem Marathon müssen wir hierfür Ausdauer trainieren. Dies geht am besten mit sanften Stimmkräftigungsübungen.

Stimmkräftigungsübungen

Hier ein Beispiel: (folgende Übungen vergl. z. B. Martin, Lockhart / Voice Care Network)

Übung 1:

Position: *Nehmen Sie einen Ball zur Hand. Am besten geeignet ist die Größe eines Tennisballes oder ein wenig größer. Sie müssen den Ball gut in einer Hand halten, werfen und wieder fangen können. Vor allem muss er daher gut springen können. Wenn Sie über ausreichend Fantasie verfügen, können Sie sich den Ball auch nur vorstellen und alles Weitere mit „leeren Händen" durchführen. Stellen Sie sich gerade mit parallelen Beinen und Füßen auf eine ebene und feste Unterlage. Lassen Sie den einen Arm locker neben dem Körper hängen und nehmen Sie den Ball in die andere Hand. Heben Sie diese Hand mit dem Ball etwa auf Hüfthöhe.*

Was nun? *Summen Sie, um Ihre Indifferenzlage noch einmal in Erinnerung zu haben und achten Sie auf einen entspannten Atem. Prellen Sie nun mit der nächsten Ausatmung den Ball kräftig auf den Boden und fangen ihn wieder auf. Wiederholen Sie dies, bis Sie sicher in der Bewegungsabfolge sind. Also: Einatmen – ausatmen und dabei den Ball 1-mal aufprellen lassen – Restluft ausatmen – (Pause) – einatmen – und so weiter.*

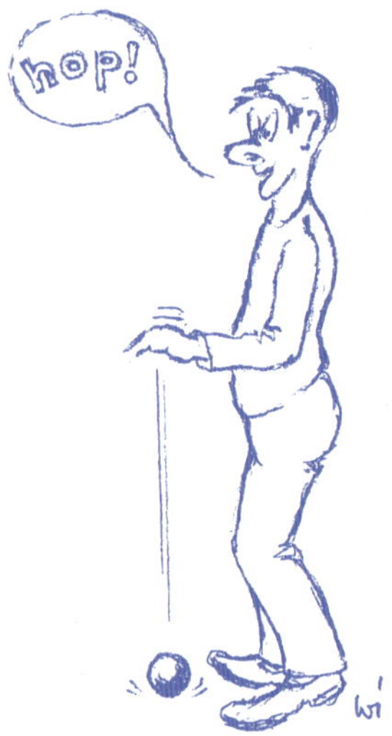

Und nun? *Wenn Sie diese Bewegung verinnerlicht haben, verbinden Sie das Aufprellen des Balles mit einem /hop/. Sie können die freie Hand dabei auf den Bauch legen und kontrollieren, ob Sie mit dem /hop/ zusammen eine automatiche Bauchbewegung fühlen können. Wiederholen Sie dies etwa 5- bis 10-mal und achten Sie darauf, dass Sie mit jeder Ausatmung nur 1-mal den Ball prellen und /hop/ sagen. Achten Sie außerdem auf einen ruhigen Atemfluss. Atmen Sie nicht mehr Luft als vorher ein oder aus. Versuchen Sie, sich die mit dem /hop/ verbundene Bauchbewegung bewusst zu machen.*

Vertiefung: *Wenn die Übung so weit gut klappt und Sie eine deutliche Verbindung zwischen /hop/ und Bauchbewegung spüren, können Sie versuchen, die Intensität des /hop/ zu variieren. Versuchen Sie ein etwas lauteres /hop/ zu bilden und beobachten Sie, wie sich dabei auch die Bauchbewegung intensiviert. Werden Sie nicht zu laut, sondern führen Sie die Übung regelmäßig 5- bis 10-mal durch. Sie können die Anzahl im Verlauf von einigen Wochen steigern, wenn Sie merken, dass Ihre Stimme mehr bewältigen kann.*

Achtung:
Beenden Sie die Übung sofort, wenn Sie eine Stimmbelastung verspüren! Führen Sie die Übung bei bestehender Stimmerkrankung nur sehr vorsichtig oder unter fachkundiger Anleitung durch.

Nach einigen Wochen sollten Sie eine Leistungssteigerung in Bezug auf Sprechdauer und Steigerungsfähigkeit bei Ihrer Stimme bemerken.
Zwei kleine Vorstellungshilfen:

1. In früheren Zeiten gab es Teddybären, die einen Tongenerator im Bauch hatten. Drückte man auf den Bauch, so gab der Bär einen Ton von sich.
2. Haben Sie schon einmal einen Tierfilm mit Erdmännchen gesehen? Während die ganze Familie Erdmann durch die Gegend strolcht, hält ein Familienmitglied Wache und stößt Warnrufe aus, sobald sich ein Feind nähert. Da dieser Wachposten dabei immer gerade und hoch aufgerichtet steht, kann man deutlich sein Bäuchlein beobachten. Es bewegt sich bei jedem Ruf schnell einmal ein- und wieder auswärts.

Genauso sollte diese Übung bei Ihnen aussehen. Ihr /hop/ kommt aus dem Bauch. Die dafür benötigte Spannung – so weit überhaupt von Spannung gesprochen werden kann – wird im Bauch, genauer gesagt im Zwerchfell erzeugt. Auf keinen Fall darf Ihr Tongenerator in den Hals verrutschen. Achten Sie aber darauf, den Bauch nicht bewusst einzuziehen oder vorzustrecken. Die Bewegung muss reflektorisch und von alleine geschehen.
Wenden wir uns nun einem weiteren Bereich zu, mit dem wir unsere Stimme leistungsfähiger und ausdrucksstärker machen können.

Resonanz

Resonanz beinhaltet Aspekte der Stimme wie Ausdruck, Stimmklang, Stimmfärbung, Stimmausprägung und bestimmt so den individuellen Charakter einer Stimme. Die Resonanz wird durch die Form unserer Resonanzräume geprägt. Diese Resonanzräume bestehen aus Nasennebenhöhlen, Nasenräumen, Mundhöhle, Hals, dem Kehlkopf mit seinen individuell ausgeprägten Schleimhäuten und dem Brustkorb. Nicht nur die spezielle Form dieser Regionen, sondern auch ihr situativer Zustand beeinflusst den aktuellen Stimmklang. Die Luft, die durch die Stimmlippen in Schwingungen versetzt wurde, muss sich locker und ungehindert in den Resonanzräumen ausdehnen können. So können Spannungen diese Schwingungsfähigkeit deutlich beeinträchtigen, sodass die Resonanz gemindert und der Stimmklang verändert wird. Auf diese Weise kann unsere akute Befindlichkeit unsere Stimmausprägung jederzeit positiv wie auch negativ verändern. Sind wir locker und entspannt, können wir unsere Resonanzräume vollständig nutzen und unsere Stimme klingt voll, tragend und ausdrucksstark. Sind wir unter

Stress, verspannt, ängstlich oder stark verärgert, so bilden sich Verspannungen, unsere Resonanzräume verengen sich und unsere Stimme kann dünn, hart, knarrend, matt und farblos werden. Unsere Ziele lauten also:

- Wahrnehmen unserer Resonanzräume
- Erschließen und Weiten der Resonanzräume
- Nutzung der Resonanzräume während des Sprechens

Nun die positive Nachricht: Die Übungen, die wir unter den Kapiteln „Wahrnehmung" und „Spannung" kennengelernt haben, können uns hier bereits wesentlich weiter helfen. Gerade die Progressive Relaxation führt zu einer Bewusstmachung der meisten der wichtigen Räume (Mund, Hals, Brust) und zu einer guten Eutonie, die wiederum die Resonanz fördert.
Wenden wir uns daher einer genaueren Erschließung unserer Resonanzräume zu. Dabei ist es wichtig zu wissen, dass wir die Resonanz unterschiedlicher Laute in unterschiedlichen Bereichen unseres Körpers wahrnehmen.

Nehmen wir einige Beispiellaute und ihre Resonanzräume:
(folgende Übungen vergl. z. B. Martin, Lockhart. Voice Care Network)
Summen Sie sich auf Ihrer Indifferenzlage entspannt ein. Bilden Sie nun ein lockeres, langes /mmmmmmmm/ und fühlen Sie mit der Hand auf Ihrem Brustkorb die Vibrationen. Bilden Sie im Gegensatz dazu nun ein /rrrrrrr/, so werden Sie im Brustkorb kaum noch Vibrationen fühlen können. Halten Sie stattdessen Ihre Hand nun flach unter den Mundboden, oberhalb Ihrer Kehle, so können Sie spüren, wie es dort deutlich vibriert. Bilden Sie nun ein /nnnnnnn/, so können Sie die Vibrationen am deutlichsten an den Nasenflügeln erspüren.

Ähnlich sieht es mit Vokalen aus. Bilden Sie ein langes /aaaaaaaa/, so sind die Vibrationen abermals am Brustkorb gut zu fühlen. Ebenso können Sie die Schwingungen bei den Vokalen /ooooooo/ und /uuuuuuu/ im Brustraum gut spüren. Die hellen Vokale /eeeeeee/ und /iiiiiiii/ hingegen können wir besser im Hals und Nasenbereich erfühlen. Summen Sie diese Laute einige Male vor sich hin. Achten Sie dabei darauf, dass Sie Ihren Körper so locker wie möglich machen und entspannen. Lassen Sie den Unterkiefer entspannt herabsinken und atmen Sie durch die Nase ein. Die Schultern sollten ebenfalls deutlich entspannt sein.
Kombinieren Sie nun Konsonanten und Vokale miteinander und beobachten Sie die unterschiedlichen Körperregionen, in denen Sie Vibrationen fühlen können.
Beispiele:

- */mmmmmmmmooooooooo/*
- */mmmmmmmmiiiiiiiiiiiiiii/*
- */nnnnnnnnnnnuuuuuuuuu/*
- */nnnnnnnnnnneeeeeeeee/*

- */rrrrrrrrrrrraaaaaaaa/*
- */ngngngngngnguuuuuuuuuu/*
- */wwwwwwwwwwwweeeeeeeeeee/*

Sicher finden Sie weitere Kombinationen. Versuchen Sie, die Räume so durchlässig wie möglich zu machen. Beobachten Sie, wie sich die Vibrationen weiter ausbreiten und deutlicher werden, wenn Sie die Laute sozusagen „in die" vibrierende Region bewusst hineinsprechen. Verstärken Sie Ihre Konzentration z. B. auf die Brustregion, wenn Sie /mmmmmmuuuuu/ summen, und versuchen Sie, gerade diese Brustregion so locker und durchlässig wie möglich zu machen und so ausufernd schwingen zu lassen wie möglich. Üben Sie dies auch mit den anderen Körperregionen.

Variation: *Sie können entspannt und sehr langsam mit offenem Mund kauen und dabei summen. Dabei entstehen lustige Laute, wie /njom, njaum, mlum, .../. Wenn Sie sehr entspannt kauen, ohne dabei fest zuzubeißen (Sie müssen nicht einmal etwas dabei im Mund haben), werden Sie schnell merken, dass Ihre Stimme entspannt, eher tief und voll klingt. Wenn Sie nun die Resonanzräume fühlen, so werden Sie fast überall Vibrationen spüren können. Kauen Sie nach anstrengenden Arbeitsphasen einmal entspannt eine Minute vor sich hin und Sie werden merken, wie schnell sich Ihre Stimme, Ihr Kehlkopf und vielleicht auch Ihr Unterkiefer lockern und die Stimme wieder auf Ihre Indifferenzlage zurückfindet.*

Vertiefung: *Suchen Sie sich Wörter, die solche Laute enthalten, die die Vibrationen in einzelnen Körperregionen erzeugen, und üben Sie solche Wörter mit gezielter Konzentration auf die entsprechende Körperregion. Nehmen wir zwei Beispiele:*

- *Brustregion: Maus, Mahnen, Mohn, Mut, nun, Not*
- *Kopfregion: Sie, Regen, Leber, Sieger, rief*

Transfer in den Alltag:

Dies dürfte der schwierigste Aspekt bei der Resonanzarbeit sein. Versuchen Sie, sich auch während des Alltags Ihre Resonanzräume gelegentlich bewusst zu machen. Kauen Sie oder gähnen Sie einmal herzhaft, sodass sich die oberen Resonanzräume weiten. Und wenn Sie die Zeit dazu haben, betonen Sie einmal die für die Resonanz wichtigen Laute (m, n, ...), sodass Sie diese als Ruhepunkte Ihres Stimmausdrucks besonders nutzen können. Dies braucht viel Zeit. Sie sollten sich diese Zeit nehmen, Ihre Resonanzräume in der Übungszeit ausreichend kennenzulernen, sie dort zu lockern und einzusetzen, bevor Sie in entspannten Alltagssituationen für einige Zeit darauf zurückgreifen können. Bei ausreichend Übung wird es Ihnen aber irgendwann auch gelingen, die Techniken in Stresssituationen anzuwenden. Dann werden Sie merken, welche positive Wirkung sie mit einer volltönenden, ausdrucksstarken Stimme in einem Bewerbungsgespräch oder in einer emotionsgeladenen Konferenz erzielen können.
Wenden wir uns nun dem letzten Aspekt zu, der noch aussteht und der die bisherigen Kapitel ein wenig bündeln und zusammenführen soll.

Das Sprechen

Wir wollen uns nun zwei Aspekten des Sprechens zuwenden. Da ist zum einen die rein motorische Ebene des Sprechens, nämlich die Artikulation, das heißt, die Art, wie wir die Laute aussprechen, wie wir Mund, Lippen, Zäpfchen (Velum), Zunge und Unterkiefer, also unsere Artikulationsorgane, dabei halten und bewegen. Der andere Aspekt ist der Ausdruck, die Art der Ansprache, die wir wählen, wenn wir sprechen. Dies bezieht sich auf die drei Stichwörter, die wir bereits in den Einstiegskapiteln kennengelernt haben, nämlich „situationsverbunden – partnerbezogen – stimmungsgetragen". Beginnen wir mit der Motorik, der reinen Bewegung.

Die Artikulation

Das, was hierzu an erster Stelle zu sagen ist, wird Ihnen mittlerweile bekannt vorkommen, denn Artikulation hat in erster Linie mit Spannung in den Artikulationsorganen zu tun. Wir benötigen das richtige Maß an Spannung in Lippen, Zunge, Velum und Unterkiefer, um alle Laute angemessen und ökonomisch aussprechen zu können. Warum ist dies so wichtig? Und was hat das mit der Stimme zu tun? Artikulation hat vor allem mit Stimmentlastung zu tun. Wenn wir sehr deutlich sprechen, besonders die Frikative (s, f, sch, w) und die Plosive (b, p, d, t) sehr betonen und die Vokale (a, e, i, o, u) klar artikulieren, so sind wir sehr gut zu verstehen. Wenn wir mit einer solchen Aussprache recht leise sprechen, sind wir immer noch genauso gut zu verstehen, wie jemand, der die Laute nicht so deutlich ausspricht, dies aber mit einer lauten Stimme tut. Eine deutliche Artikulation kann also die Stimme entlasten. Wie kommen wir nun zu diesem optimalen Maß an Spannung? Auch die Antwort auf diese Frage kennen Sie schon: Progressive Relaxation! Wenn Sie sich hier insbesondere auf die Übungen zu Unterkiefer, Zunge und Lippen konzentrieren, können Sie für ein gutes Maß an Spannung und Entspannung und damit Eutonie sorgen.

Ergänzung 1:

Neben der reinen Spannungseinstellung können Sie auch konkrete Sprechübungen durchführen. Suchen Sie sich Sätze, die möglichst viele der o. g. Plosive und Frikative enthalten, und sprechen Sie sie deutlich und mit Konzentration auf die entsprechenden Artikulationsstellen.

Achten Sie dabei darauf, dass Sie die Vokale schön in die Länge ziehen, sodass Sie /e/ und /i/ und /o/ und /u/ gut unterscheiden. Auch /b/ und /p/ sowie /d/ und /t/ sollten sehr unterschiedlich klingen.

Beispielsatz: Seppel und Fritz stapeln oben auf dem Boden Kisten mit Kirschen und Kartoffeln.

Ergänzung 2:
Sie können auch Artikulationsübungen mit einem Korken machen. Dieses „Korkensprechen" ist ein wenig in Verruf gekommen, da die Übung durchaus Risiken birgt. So besteht die Möglichkeit, zu fest auf den Korken zu beißen, sodass sich Verspannungen im Unterkiefer bilden, die natürlich schädlich sind. Daher ist es zu bevorzugen, aus dem „Korkensprechen" ein „Fingerknöchelsprechen" zu machen. Nehmen Sie dafür einen Daumen und führen Sie das Mittelgelenk des Daumens etwa 3 mm zwischen die Schneidezähne. Die Zunge legt sich fast automatisch an den Daumen. Da Sie sich natürlich nicht selbst „zerfleischen" wollen, wird sich der Druck, mit dem Sie nun auf den Daumen beißen, in Grenzen halten. Achten Sie dennoch darauf, dass Sie Ihren Unterkiefer nicht verkrampfen oder zu sehr verspannen. Sollte Ihnen der Daumen zu groß sein, so nehmen Sie einfach einen anderen Finger. Mit dem Finger im Mund (bitte nicht weiter als 2-3 mm in den Mund einführen) sprechen Sie nun einen beliebigen Text. Sie werden merken, wie sehr Sie und Ihre Zunge sich anstrengen müssen, gegen den Widerstand des Fingers anzusprechen. Die Zungenbewegung wird dabei sehr intensiv und viel deutlicher als gewöhnlich. Die gesamte Sprechbewegung rutscht darüber hinaus nach vorne. Wenn Sie mit dem Finger einige Minuten gesprochen haben und ihn dann entfernen, werden Sie beim weiteren Sprechen merken, wie deutlich Sie nun artikulieren. Zwar wird dieser Effekt nicht lange anhalten, jedoch können Sie den richtigen Ansatz zu einer guten Zungenbewegung mit dieser Übung gut üben und gelegentlich zur Sicherung wiederholen. Bitte achten Sie nach dieser Übung immer wieder auf gute Entspannung.

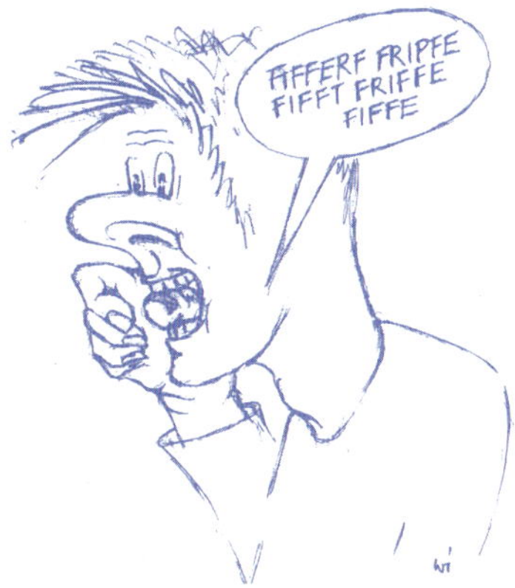

Situationsverbunden – partnerbezogen – stimmungsgetragen
Und nun wollen wir versuchen, alles bisher Erarbeitete in zwei Übungen zusammenzuführen. Alle besprochenen Aspekte, die zu einer gesunden Stimme beitragen, können Sie nun im Vorgang des Sprechens vereinigen. Versuchen wir dazu, uns verschiedene Situationen vorzustellen, in denen wir alltäglich sprechen müssen. Dabei ist es für die Gesundheit der Stimme und für unsere Persönlichkeit wichtig, den jeweils individuell richtigen „stimmigen" Ausdruck zu finden, um den gewünschten Eindruck zu hinterlassen oder das angestrebte Ziel zu erreichen. Dies kann man mit einfachen Mitteln trainieren.

Übung 1:
(folgende Übungen vergl. z. B. Martin, Lockhart / Voice Care Network)
Nehmen Sie sich eine Reihe von Monatsnamen, Zahlen oder Wochentagen und sprechen Sie diese in jeweils unterschiedlichen Intentionen oder Stimmungen.

Beispiele: *Stellen Sie sich vor, Sie waren im Supermarkt und führen nun einer Nachbarin in sehr neutraler Stimmung all die Dinge (hier können Sie dann z. B. die Monatsnamen einsetzen) auf, die Sie gekauft haben. Ihre Stimme klingt ruhig, neutral und ohne große Höhen oder Tiefen. In der nächsten Szene haben Sie erfahren, dass Ihr Sohn mit seinem Fußball das Fenster der Nachbarwohnung zerdeppert hat. Sie erklären ihm mit leicht erhöhter Lautstärke und deutlicher Erregung, was Sie davon halten (überlegen Sie sich keinen wirklichen Text, sondern verwenden Sie hier z. B. Zahlen). Nun stellen Sie sich vor, Sie lesen Ihrer kleinen Tochter eine Gutenacht-Geschichte vor. Mit sehr ruhiger und emotionsgetragener Stimme können Sie nun in Wochentagen schwelgen.*

Sicher finden Sie weitere Szenen aus Ihrem Alltag, die Sie auf diese Weise durchspielen können. Denken Sie sich dabei unterschiedliche Gesprächspartner (Kinder, Erwachsene, Freunde, Bekannte, Fremde, Vorgesetzte, Einzelpersonen, Gruppen ...) und unterschiedliche Emotionen (neutral, freundlich, liebevoll, distanziert, verärgert, wütend) aus und projizieren Sie die Gespräche in unterschiedliche Räume, sodass Sie einmal laut und dann wieder sehr leise sprechen können. Mühen Sie sich zunächst nicht damit ab, sich reale Texte zu überlegen, sondern verwenden Sie die o. a. Beispiele oder andere Wortreihen, sodass Sie sich ganz auf Körperspannung und auch Verspannung, Artikulation, Atmung, Resonanz, Lautstärke, Stimmhöhe, Sprechmelodie und allgemein Ihren Stimmausdruck konzentrieren können. Konzentrieren Sie sich ruhig zunächst nur auf ein oder zwei der genannten Aspekte, bevor Sie alle gemeinsam in die Übung einbeziehen. So können Sie Stück für Stück die ganzheitliche Stimm- und Sprechgestaltung üben, ausbauen und perfektionieren, sodass Sie in der wirklichen Alltagssituation dann darauf vorbereitet sind.

Übung 2:
In der vorangegangenen Übung haben Sie bereits alle Komponenten einer „stimmigen" Stimmgebung trainiert und in die Praxis umgesetzt. Sie haben alles, was bisher in diesem Ratgeber besprochen wurde, nicht mehr einzeln und isoliert, sondern miteinander kombiniert einsetzen können. Die Übung, die ich Ihnen nun noch als „krönenden Abschluss" an die Hand geben möchte, ist schon keine reine Stimmübung mehr, sondern gestaltet den Übergang in einen eher künstlerischen Einsatz der Stimme. Hier können Sie wirklich üben, Ihrer Persönlichkeit, Ihrer Person, Ihren Emotionen und situativen Stimmungen Ausdruck zu verleihen und dabei alles trainieren, was Sie bisher kennengelernt haben.

Suchen Sie sich eine Wand, die so weit wie möglich frei sein sollte. Nehmen Sie diese Wand als Leinwand, als Ihre „Stimmstaffelei". Auf dieser Leinwand gestalten Sie nun ein „Stimmbild". Stellen Sie sich z. B. vor, Sie würden das Bild einer wunderschönen Wiese hinter einem Zaun gestalten. Die Blumen und Gräser wiegen sich leicht im Sommerwind. Vielleicht wollen Sie damit beginnen, die Gräser und eine lange Sonnenblume zu kreieren. Dies könnte bedeuten, dass Sie mit Stimmwellen, wie wir sie im „warming up" kennengelernt haben, die kleinen Halme zeichnen. Kleine Hüpfer (Stimmkräftigung) malen die Blüten dazu. Mit einem langen, anschwellenden Ton auf der Indifferenzlage malen Sie nun einen großen Stängel für die Sonnenblume. Summend („warming up") können Sie die einzelnen Teile der Blüte dazu malen. Jedes Summen erweckt ein Blütenblatt zum Leben. Überlegen Sie sich selbst Ausdrucksmöglichkeiten für die weiteren „Bewohner" Ihrer Wiese. Sicher wählen Sie auch ganz andere stilistische Mittel, um Ihr Bild zu „malen". Vielleicht fällt Ihre Wahl auch auf ein ganz anderes Motiv, das Ihrer momentanen Stimmung eher entspricht. Ein Schneesturm Mitte November oder ein Laubwald im Herbst vielleicht. Wichtig ist dabei nur, dass Sie für sich die richtige Stimmung und die dazu passenden stimmlichen Materialien finden. Diese Übung kann Ihnen dabei helfen, Ihre Stimmungen individuell auszudrücken und Ihre Stimme situativ und vor allem emotionsgetragen einzusetzen. Dies wiederum stärkt Ihren persönlichen Ausdruck und fördert die Gesundheit Ihrer Stimme, die Sie auf diese Weise entspannt und in Übereinstimmung mit Ihrer Intention einsetzen können.

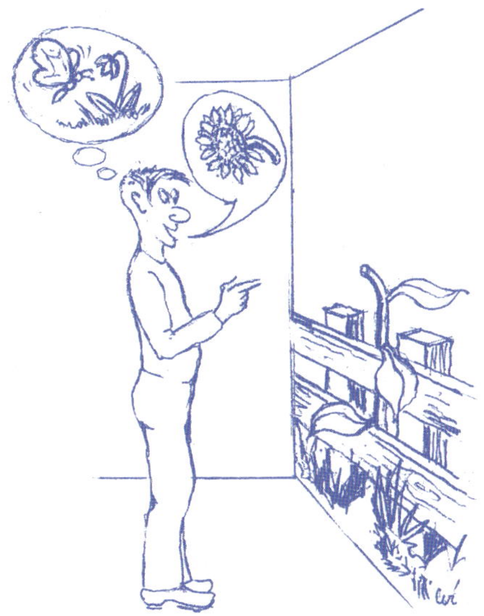

Und mit diesem – vielleicht wichtigsten Merksatz – soll der Übungsteil nun abgeschlossen werden:

Unsere Stimme fühlt sich immer dann am wohlsten und gesündesten, wenn sie „stimmig", also in Übereinstimmung mit unserer Persönlichkeit und unserer situativen Stimmung und Gefühlslage eingesetzt wird und wenn wir ihr die Gestaltungsmittel zugestehen, die sie benötigt, um unserer Intention – sei sie freundlich oder unfreundlich – Ausdruck zu verleihen.

Schlusswort

Auf vielen Seiten haben Sie nun Hintergrundwissen zur Stimme erworben. Sie haben erfahren, was die Stimme besonders belastet und was sie entlasten kann. Sie haben Ihre Wahrnehmung vertieft, Übungen zur Verbesserung der Körperhaltung, der Körperspannung sowie der Atmung kennengelernt und hoffentlich auch praktiziert. Sie haben Ihre Stimme gekräftigt und Ihre Artikulation geschärft. Und Sie haben alle Übungen im ganzheitlichen Sprechen zusammengeführt.

Aus dieser Aufzählung könnte man ableiten, dass es sich beim Training der Stimme um ein rein „technisches" Problem handelt. Ich möchte aber meiner Hoffnung Ausdruck verleihen, dass dieser kleine Ratgeber noch einen anderen Zweck erfüllt hat, nämlich Ihnen vor Augen zu führen, dass Sie mit Ihrer Stimme ein einzigartiges Geschenk, ein Talent erhalten haben, Ihre Wünsche, Ihre Bedürfnisse, Ihre Emotionen, Ihre Ängste, Ihre Freude und Ihre Wut auszudrücken. So wie ein wahrer Musiker das Talent geschenkt bekommen hat, seine Persönlichkeit mit der Musik auszudrücken, so können Sie dies mit Ihrem Instrument – Ihrer Stimme – ebenso. Und wie der Musiker den Umgang mit seinem Instrument üben muss, um seinem Talent technische Perfektion zu verleihen, so sollten auch Sie diese technischen Fertigkeiten bei Ihrem „Instrument" nicht als selbstverständlich voraussetzen, sondern täglich verfeinern. Geben Sie Ihrer Stimme durch Training die Fähigkeiten, zu leben und Ihrer Persönlichkeit Leben und Ausdruck zu verleihen. Und geben Sie sich selbst die Freiheit, diesen Ausdruck auch anderen gegenüber offen zu zeigen. Lassen Sie Ihre Stimme sich mit Freude entfalten, verstecken Sie sie nicht hinter einer stimmlichen Maske, die immer lächelt, obwohl Ihnen dahinter zum Weinen oder zum Schreien zumute ist. Lassen Sie Ihre Stimme – wenigstens so oft wie möglich – ausdrücken, was Sie wirklich ausdrücken wollen. Dann werden Sie eins werden mit Ihrem großen Talent „Stimme" und Zug um Zug erleben, wie befreiend es ist, „stimmig" zu sein. Trauen Sie sich – Ihre Stimme und Sie selbst werden es zu schätzen wissen. Und vergessen Sie nicht, dass jeder gute Musiker gelegentlich einen guten Lehrer benötigt. Scheuen Sie sich nicht, rechtzeitig die Hilfe eines Fachmannes in Anspruch zu nehmen. Gemeinsam werden Sie sicher einen guten Weg finden, Ihrer Stimme und sich selbst wieder auf die Beine und zu bestmöglicher Brillanz zu verhelfen. Freuen Sie sich darauf. Sie stehen am Beginn eines wunderbaren Pfades erstaunlichster Erfahrungen! Zur erfolgreichen Begehung – alleine oder in Begleitung – wünsche ich Ihnen alles erdenklich Gute!

Literaturhinweise

- Bergauer, U. G. (1998): Praxis der Stimmtherapie. Springer-Verlag Berlin
- Brügge, W.; Mohs, K. (1994): Therapie funktioneller Stimmstörungen. Ernst Reinhardt Verlag München
- Coblenzer, H.; Muhar, F. (1989): Atem und Stimme. Österreichischer Bundesverlag für Unterricht, Wissenschaft und Kunst Wien, 9. Aufl.
- Cornish, C. (1995): Can you hear me at the back? BiVocalPress Exeter, Great Britain
- Gundermann, H. (1983): Heiserkeit und Stimmschwäche. Gustav Fischer Verlag Stuttgart
- Habermann, G. (1978): Stimme und Sprache. Thieme Stuttgart, 2., überarb. Aufl.
- Hagena, C.; Hagena, C. (2001): Konstitution und Bipolarität. Karl F. Haug Verlag Heidelberg, 2. Aufl.
- Hammann, C. (2011): Fitness für die Stimme. Ernst Reinhardt Verlag München, 4., aktualisierte Aufl.
- Hammer, S. S. (2003): Stimmtherapie mit Erwachsenen. Springer-Verlag Berlin
- Haupt, E. (2010): Stimmt`s? Stimmtherapie in Theorie und Praxis. Schulz-Kirchner Verlag Idstein, 5., überarb. Aufl.
- Johnen, W. (1995): Muskelentspannung nach Jacobson. Gräfe und Unzer München
- Kia, R. A.; Schulze-Schindler, R. (1999): Sonne, Mond und Stimme: Atemtypen in der Stimmentfaltung. Aurum-Verlag Braunschweig, 3. Aufl.
- Linklater, K. (2005): Die persönliche Stimme entwickeln. Ein ganzheitliches Übungsprogramm zur Befreiung der Stimme. Ernst Reinhardt Verlag München, 3. Aufl.
- Martin, S.; Lockhart, M. (2000): Working with voice disorders. Winslow Press Ltd Bicester, Oxon, Great Britain
- www.geschichteinchronologie.ch
- Voice Care Network (1999): More care for your voice. Voice Care Network Kenilworth, Great Britain

An wen Sie sich wenden können

- Örtliche **Volkshochschulen** oder **Weiterbildungswerke**
- **Gesundheitsämter** (zur Vermittlung von regionalen Adressen)
- **HNO-Ärzte / Phoniater** (die kompetente und spezialisierte Therapeuten empfehlen bzw. eine Behandlung verordnen können)

- **Berufsverbände**, die regionale Therapeuten vermitteln können:

  Deutscher Bundesverband für Logopädie e.V.
  (Augustinusstraße 11 a, D-50226 Frechen; www.dbl-ev.de)

  Deutsche Gesellschaft für Sprachheilpädagogik e.V.
  (Goldhammerstraße 34, D-12351 Berlin; www.dgs-ev.de)

  Deutscher Bundesverband der akademischen Sprachtherapeuten
  (Goethestraße 16, D-47441 Moers; www.dbs-ev.de)

  Deutscher Bundesverband der Klinischen Sprechwissenschaftler e.V.
  (Universitätsstraße 31, D-93053 Regensburg; www.dbks.net)

  Deutsche Gesellschaft für Sprechwissenschaft und Sprecherziehung e.V.
  (Ginsterweg 10, D-35274 Anzefahr; www.dgss.de)

  Deutscher Bundesverband der Atem-, Sprech- und Stimmlehrer/innen – Lehrervereinigung Schlaffhorst-Andersen e.V.
  (Holstenwall 12, D-20355 Hamburg; www.dba-ev.de)

  Deutsche Gesellschaft für Sprach- und Stimmheilkunde e.V.
  (Postfach 166, CH-4016 Basel; www.dgss-ev.org)